LUCIEN BONNAFÉ,
PSYCHIATRE DÉSALIÉNISTE

PRATIQUES DE LA FOLIE
Collection dirigée par Franck Chaumon

Détours de l'objet	
La contrainte et l'acte	
Inhibition et cultures	Kathy Saada (dir.)
Sacrifice(s). Enjeux cliniques	La CRIEE (dir.)
Inactualité de la folie	Franck Chaumon et Catherine Machet (dir.)
La chose traumatique	Franck Chaumon et Véronique Ménéghini

L'association ARECS a publié également

Délire et construction Franck Chaumon (dir.), Editions ERES

Textes rassemblés par
Bernadette Chevillion

LUCIEN BONNAFÉ, PSYCHIATRE DÉSALIÉNISTE

L'Harmattan
5-7, rue de l'École-Polytechnique
75005 Paris
FRANCE

L'Harmattan Hongrie
Hargita u. 3
1026 Budapest
HONGRIE

L'Harmattan Italia
Via Bava, 37
10214 Torino
ITALIE

Cet ouvrage témoigne de l'hommage rendu à Lucien Bonnafé
lors de la journée « Lucien Bonnafé, l'expérience corbeilloise »
organisée par la SERHEP-section Corbeil le 15 octobre 2003
à la Médiathèque municipale de Corbeil-Essonnes

SERHEP-section Corbeil
10 rue du Bas Coudray, 91100 Corbeil-Essonnes

ISBN : 2-7475-7995-6
EAN : 9782747579957

Suivez mon regard…

Introduction

Cortège

Une voix, et par elle la pluralité des mondes. La vie et la pensée de Lucien Bonnafé sont un défi « aux réducteurs de têtes », à tous ceux qui ne peuvent supporter qu'il y ait une infinité de mondes possibles, qu'il y ait des raisons et pas une seule, et que chacun porte avec soi le cortège foisonnant des rencontres humaines.

Comment dire aujourd'hui ce qu'ont connu tous ceux qui l'ont croisé : sa parole était ouverture, elle était polyphonie. On repartait sous le choc de la rencontre d'une existence singulière, d'une vie d'homme extraordinaire, mais on s'en trouvait comme amplifié par les résonances que l'on retrouvait en soi de virtualités méconnues.

La parole de Lucien Bonnafé, portée par sa voix profonde aux accents rocailleux des Causses, était sans doute l'opérateur magique de ces bouleversements subtils. La folie, cette « juste protestation de l'esprit », la révolution, ce rêve en acte d'autres rapports entre les hommes, ne se disaient pas dans des langues séparées, elles étaient travail poétique de la langue.

Lucien Bonnafé, c'était le contraire de la langue de bois. Ce fut toujours une énigme pour tous ceux qui s'attendaient à recevoir du communiste qu'il fut jusqu'à la fin le refrain préenregistré des mots d'ordre du Parti.

C'est bien cela qu'il faudrait faire aujourd'hui entendre à ceux qui ne l'ont pas connu, cette parole plurielle qui ne fut pas doctrine, mais exigence éthique. Et parce qu'on ne peut dissocier la pensée de la forme dans laquelle elle s'énonce, on aura atteint l'essentiel si on a su, pour le lecteur à venir, susciter le désir d'aller fureter par lui-même dans la forêt profuse des écrits de Lucien Bonnafé [1].

Les quelques-uns qui ont eu à cœur d'en soutenir le pari, dans la diversité qui les rassemble autour de ce personnage aux mille visages qu'il fut pour eux, ont choisi de signer du nom du poème de Guillaume Apollinaire qu'il citait si volontiers et qui le dit si bien.

---

[1] L'ensemble des textes peut être consulté prochainement sur le site www.cemea.asso.fr

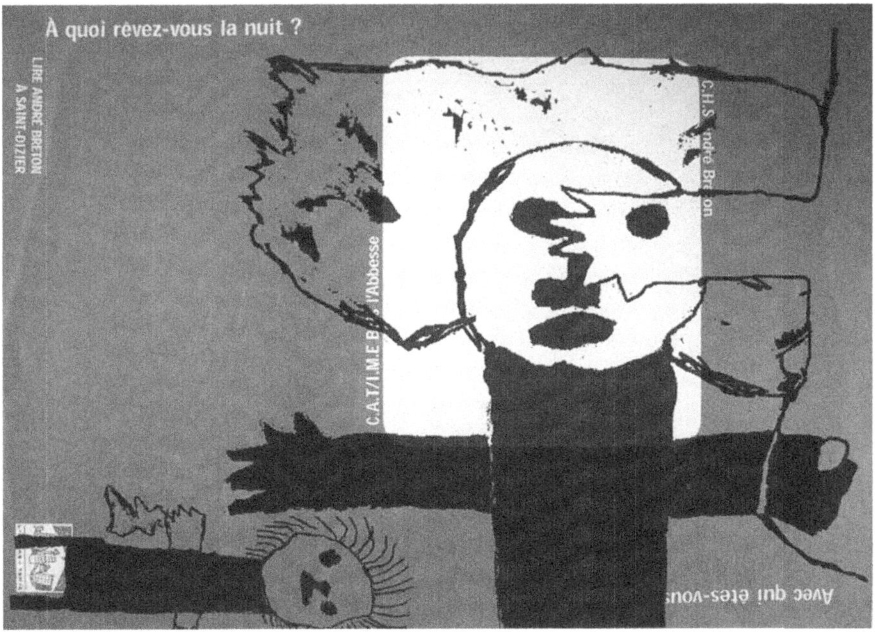

« A quoi rêvez-vous la nuit ? » « Avec qui êtes-vous en guerre ? »
Lire André Breton à Saint-Dizier

Révolution surréaliste, révolution psychiatrique.

Changer de regard, un travail infini

Marie BONNAFÉ

Lucien Bonnafé parlait souvent du surréalisme. En relisant ses écrits, cela apparaît comme une évidence : la révolution, le mouvement surréaliste s'inscrivent bien en toile de fond, tout au long de sa vie, de son œuvre, avec cette idée-clé « L'art de la sympathie ».

Pour ma contribution à cette journée du 15 octobre 2003 j'ai apporté des images, des sérigraphies, des affiches et des livres qui vont vous permettre de suivre mieux le fil et de ramasser une longue mémoire.

Les affiches exposées[1] sont celles d'une belle exposition autour d'André Breton à Saint-Dizier. Cet événement, « Lire André Breton à Saint-Dizier », s'est déroulé sur plusieurs mois, réactualisant le séjour du poète, psychiatre à Saint-Dizier et à Verdun en 1916. Une vidéo, interview très riche de Lucien Bonnafé, y était présentée. Il y a aussi les affiches de la guerre d'Espagne que j'évoquerai ensuite avec les débuts de Lucien Bonnafé dans le mouvement surréaliste à Toulouse et son début dans la psychiatrie.

Toutes ces sérigraphies ont été faites en 2000 dans divers lieux à Saint-Dizier, dans la ville, le lycée, le Centre d'Aide par le Travail, l'Hôpital psychiatrique « André Breton »... Dans ces lieux, elles sont

---

[1] Exposition conçue et réalisée par Stéphane Gatti, en 2000. Quatre de ces sérigraphies sont reproduites dans le livre.

des réponses en images et elles complètent des enregistrements d'interview. Les affiches répondent à ces deux questions que l'on peut y lire : « Contre qui vous battez-vous ? » ou « Qui est votre ennemi ? » et « A quoi rêvez-vous la nuit ? » Ces questions sont celles qu'André Breton posait aux aliénés de l'asile psychiatrique, soldats internés venus du front de Verdun. A vingt ans Breton, interne en psychiatrie (il est étudiant en médecine) assiste le Dr. Leroy qui lui fait découvrir l'œuvre de Freud. Ses observations cliniques sont remarquables. Il est déjà un jeune poète reconnu et il hésite à devenir psychiatre, ce dont tente de le détourner par lettres le Dr. Fraenkel. Valery, Apollinaire avec qui il échange des courriers font l'éloge de ses poèmes.

Ainsi pour Breton, le surréalisme va naître de cette confrontation à la guerre et à la folie.

Tout être, écrira-t-il, est un sujet à part entière. Désir et rêve établissent une foncière égalité.

La leçon surréaliste va permettre à tout sujet humain de se faire entendre. C'est la contre-attaque contre tout héritage scientiste catégorisant les êtres, contre l'outrecuidance des savoirs établis à qui le surréalisme répond : « Celui qui parle est celui qui est. » Il est sujet suprêmement individuel, et il importe tout autant de démultiplier nos propres capacités à entendre les échos de ce qui est dit, avec et au travers des mots. De développer notre aptitude à réagir et à transformer. « La poésie doit être faite par tous, non par un », énonce le surréalisme, suivant Lautréamont. Le seul texte écrit par André Breton pendant ce séjour de plusieurs mois près du front – il va passer quelques semaines dans le feu de Verdun – sera publié par Jean Paulhan juste après la guerre. *Sujet* parle d'un fou délirant qui ne croit pas à la réalité de la guerre. Elle est pour lui un simulacre, un spectacle créé à sa seule intention. Et ce texte est fondateur. De cette rencontre, naît chez Breton la détermination d'examiner les rapports du réel et du langage sous un angle différent, un nouveau regard, radicalement autre. Avec cette découverte que je dirais magnétisante, en reprenant l'un de ses mots, il va se mettre à explorer la vie mentale des patients psychiatriques. « Quel est l'ennemi ? De quoi rêvez-vous la nuit ? »

Quand se constitue à Toulouse le groupe surréaliste cette expérience est connue et va devenir combat pour délivrer les fous. En premier lieu pour les délivrer du regard qui les aliène. Dans l'après-guerre l'exploration de la folie va se poursuivre à Paris dans le groupe surréaliste d'expériences mutuelles d'hypnose, non sans danger... Robert Desnos ne peut sortir de son état hypnoïde, devient violent... On passe aux jeux avec les mots dessinés en *cadavres exquis*, c'est plus calme !

Dans les textes de Lucien Bonnafé la marque de ce mouvement surréaliste transparaît à tout instant. Pour modifier le regard sur le trouble mental et sur la réalité de sa mise au ban de la saine société, nous découvrons chez lui d'étonnantes similitudes. Avec les surréalistes il s'agit de changer le monde, changer la vie, selon les mots de Rimbaud.

Ce qu'une exposition, qui se nommait pourtant « La *Révolution* surréaliste » au Centre Pompidou en 2002, réduisait à bien peu de chose : présentation d'objets esthétiques (certes ils le sont) conformes et figés, immobilisés. Souvent Lucien Bonnafé « élevait sa protestation pour un juste combat » (je le cite) contre cette contrefaçon.

Et combien il était proche de la réalité de l'engagement du mouvement. Je vous engage à lire les lettres de Saint-Alban [2] récemment retrouvées, adressées à *L'Information Psychiatrique* en 1943, lors de la fondation de la Société du Gévaudan, que la revue vient de publier en septembre 2003. Premier jet pour que changent le regard et la place des personnes frappées de troubles mentaux.

Paul Eluard qui compose dans la clandestinité à Saint-Alban durant l'hiver 1943/44 écrit ses poèmes sur la folie, *Le cimetière des fous* et *Le monde est nul*, en même temps que les *Sept poèmes d'amour en guerre* qui sont imprimés, « sous le manteau » à Saint-Flour, dans le Cantal.

Toute œuvre poétique et plastique que font les surréalistes, œuvre à un changement réel de la collectivité qui est la leur. C'est la leçon fondamentale à laquelle ils ne dérogent jamais.

Ton père est poète, « Bonnafé est un poète », combien de fois ces mots sont répétés... Oui, mais c'est au sens où c'est un homme engagé et un poète. Et pas un *poët poët*, ainsi qu'il aimait se moquer, dans la veine surréaliste maniant l'ironie positive chère à Marcel Duchamp, si souvent cité par lui.

---

[2] Lettres reproduites en annexe.

Le surréalisme a été un levier prodigieux pour changer le regard sur l'autre, sur notre intime *alter ego*, sur tout être humain. Et tout particulièrement le regard sur les fous.

Quoiqu'en veuillent les présentations à la mode *poët poët* de leur art, ils ont gagné : leur révolution esthétique a accompagné un formidable changement des mœurs qu'on mesure mal aujourd'hui.

On ne reconsidère pas assez combien, avant Dada et le surréalisme, le regard sur l'autre est foncièrement différent : hiérarchique. L'art alors vient conforter les « petites différences »[3] dont Freud a montré la violence. Il y a alors croit-on, des catégories d'êtres humains, des inférieurs et des supérieurs (des « gens d'en haut et des gens d'en bas... »). Et, ces inférieurs, parmi les supérieurs, nombreux sont parmi eux ceux qui pensent qu'on peut sans dommage en éliminer, pour le bien de l'humanité...les fous, les dégénérés par exemple (ça viendra !...)[4].

On exposait les colonisés, les « indigènes », cette sous-humanité – les surréalistes manifestent contre l'Exposition coloniale, réévaluant l'art « primitif » (mais quel mot...). Les discours de mépris étaient ambiants. Julian de Ajuriaguerra le disait lors de la réunion manifeste « Jubilée » (en 1977 à Corbeil-Essonnes) autour de Bonnafé : ce ne fut qu'après 1918 que, pour la première fois, on put entendre un créateur durant ses états délirants. Antonin Artaud est écouté comme un artiste et comme un maître d'un nouvel art théâtral (Lucien Bonnafé soulignait, lui, qu'un siècle avant, Nerval arrêtait d'écrire lors de ses épisodes mélancoliques). Une nouvelle écoute est advenue...

Mais ce changement de regard reste un combat au quotidien. Pourtant le changement a bien eu lieu. Et on le mesure assez mal. Tout était catégorisé : lieux du travail, des loisirs, l'hôpital – « La Salpétrière, cet emporium des misères humaines... », disait Charcot. Et si l'on s'occupait des miséreux, des fous, c'était en tant qu'êtres inférieurs (selon des schémas à la Pierre Janet). Ici encore un combat bonnaféen qui a des racines anciennes. Aujourd'hui on part à la chasse de différences héréditaires mises au goût du jour – de mauvais gènes –

---

[3] S. Freud, « Le tabou de la virginité » (1918), in *La vie sexuelle*, Paris, PUF.

[4] Parmi les derniers combats de Bonnafé et de ses vieux complices : enlever les plaques pour débaptiser les rues Alexis Carrel et republier les passages expurgés de son œuvre, *L'homme, cet inconnu*, prônant l'eugénisme et l'extermination par les gaz des futurs (?) délinquants sociaux.

ou anatomiques, sur des cerveaux en « imageries médicales », en couleurs s'il vous plaît (a-t-on découvert les irisations analogiques de l'effet poétique ?).

Vraiment le surréalisme a été un levier pour changer ce regard. Et c'est pour ça sans doute que je vous ai donné à voir cette série de sérigraphies : « Quel est votre ennemi ? » « Contre quoi ou qui vous battez-vous ? » « De quoi rêvez-vous la nuit ? » *Suivez mon regard.* C'était, pour ceux qui l'ont connu et l'ont suivi, un leitmotiv du langage bonnaféen.

Mais comment procéder ? Quels sont les outils, quels leviers ?

Changer de regard, travail infini... On se décourage entend-on aujourd'hui de toutes parts. Mais c'est tellement récent, cette façon si différente de se regarder, de voir l'humanité, de déplacer le sacré – on pourrait parler, après lui, du divin et d'être athée...

D'accord, il y a de lourdes menaces « mais est-ce une raison pour baisser les bras ?... » Ça, il ne l'a jamais fait, appelant ses amis poètes pour soutenir son obstination, Lucien Bonnafé associait alors facilement sur le travail de la terre, l'art des jardins...

C'est aussi l'expérience des guerres, dont on ne sort jamais indemne, celles des pères, les leurs ou dans l'actualité. Je me souviens de la guerre de quatorze, du peintre Léger qui découvre la chaleur humaine des tranchées, des ouvriers, des paysans et décrit cette fraternité comme une chose complètement nouvelle. Poésie et peinture y contribuent.

Retournons à Breton avec son texte « Les vases communicants ». Il s'agit de faire communiquer les sujets, leurs rêves, leurs réalités. Et quels sont les leviers ? Eh bien, le levier privilégié c'est la *sympathie.* « Je crois en la résolution future de ces deux états en apparence si contradictoire que sont le rêve et la réalité, en une sorte de réalité absolue, la surréalité » et – ça, c'est extrait de « L'amour fou ». Pour Breton, « la sympathie qui existe entre deux, entre plusieurs êtres semble bien les mettre sur la voie de solutions qu'ils n'auraient pas entrevues s'ils les poursuivaient séparément ». Et qu'est-ce qui se trouve à l'origine de cette sympathie si ce n'est la leçon freudienne ? « L'amour, l'amour réciproque qui est le seul et qui conditionne tout » (« Les vases communicants », André Breton).

C'est presque hallucinant : lorsque Bonnafé rédige les trois volets du « Personnage du Psychiatre » qui signe sa position dans la mise en place de la révolution de la Révolution psychiatrique, et cette fois dans un changement réel des structures asilaires, ce qu'il développe c'est l'*Art de la Sympathie* !... Notion essentielle dans les textes qu'il écrit dans cette période et qui furent une référence pour cette génération, « Le personnage du psychiatre I et II ».

Et cet art de mettre en œuvre la sympathie dans les circonstances les plus variées, les plus extrêmes, restera pour lui le concept clé de sa démarche en psychiatrie, à mettre en œuvre avec les « potentiels de la population ».

Donc la question est posée avec clarté : les enjeux de cette expérience s'offrent à nous : avoir un pied dans la réalité et un pied dans le rêve nocturne et dans le rêve-utopie. Je pense à Tony Lainé [5] qui œuvrait tant pour ouvrir ces voies, dans tant de directions, avec qui j'ai travaillé jusqu'à sa fin, et à son lien si proche avec Lucien Bonnafé. De l'importance de rêver la vie, les changements de société, et, mais oui, les changements de la psychiatrie.

Et utiliser pour ce faire les ressources de l'« art de la sympathie ».

On a voulu parler de particularité de la personnalité d'André Breton, c'est bien réducteur. Nul en tout cas ne peut mettre en doute l'intégrité, la fidélité au projet initial (ainsi que l'a écrit Régis Debray avec un beau texte *L'honneur des funambules*, éditeur l'Echoppe, 2003).

Cela va bien au-delà. Si l'on envisage par exemple le lien qui s'engage avec quelqu'un qui vit un état délirant – rappelons-nous l'asile de Saint-Dizier – ou bien un psychotique hors du langage, « autiste » comme on dit, et que l'on arrive à une communication telle que l'a proposé la poésie surréaliste et qu'advienne « surréellement » la sympathie, dès lors on pourra mieux entamer la relation. On pourra dès lors mieux avancer dans l'analyse du sens de ce qui se passe pour l'un comme pour l'autre. Cela ne vous parle-t-il pas ? N'est-ce pas cela que Bonnafé voulait transmettre ?

J'ai aussi amené un collectage d'affiches de 68 pour rappeler qu'il avait été pleinement concerné et discernait tous les changements que soixante-huit portait dans les structures, comme dans chaque individu. Enthousiaste, il mesurait aussi les risques de retombées négatives. Et, à nouveau, une poésie dans l'action. Une poésie qui ne va pas favoriser et parfaire une élite, mais introduire au contraire des changements pour la société entière.

---

[5] Psychiatre, psychanalyste, 1930-1992.

J'ai bien conscience que mon propos est lyrique, dû à la circonstance et empreint de romantisme. Il aurait choisi lui aussi l'enthousiasme et je crois lui être fidèle. D'un romantisme dérangeant, dont, avec les surréalistes mon père se réclamait. Mais je vais me reprendre et revenir à son itinéraire dans la psychiatrie côtoyant la création surréaliste.

A Toulouse, durant ses études en médecine il fonde le ciné-club où va passer l'Age d'or (Bunuel, Dali) ce qui provoque un fameux scandale. Il est en contact avec le surréalisme parisien (c'est lui qui monte chercher les films car il bénéficie d'une gratuité familiale sur les chemins de fer). Lui-même, il va créer des œuvres : photomontages, dessins, écritures. Il rencontre René Crevel, Breton qui ira à Toulouse présenter l'Age d'or. C'est l'âge d'or du cinéma.

Il court aussi les disquaires de jazz.

Avec Gaston Massat, Jean Marcenac, Jacques Matarasso, ses proches amis, le groupe surréaliste s'active. Les nuits déjà ne laissent pas trop de place au sommeil. c'est aussi les débuts de l'amitié avec Robert Doisneau et bien d'autres... C'est le temps du Front populaire, il adhère au Parti communiste et ne le quittera plus.

Avec nos amis du Musée d'art moderne Lille Métropole à Villeneuve d'Ascq (qui accueille la collection l'Aracine et à qui mon père a fait un don et un dépôt d'œuvres d'art brut) nous évoquions l'importance de la guerre d'Espagne dans cette histoire. L'ombre qui recouvre l'Europe.

Voici ce tableau de Max Ernst *L'ange du foyer*. Immense rapace quadripède noir et rouge, dans un ciel noir de nuées, sur la couverture de ce catalogue *Les années trente en Europe, 1929-1939, Le temps menaçant*[6].

Et voici un jeu d'affiches éditées pendant la guerre d'Espagne. Certaines sont guerrières et il y a celle-ci : un pied chaussé d'une espadrille « catalane » écrase au sol la croix gammée, le peuple en marche. Cela m'évoque ma mère Jeanne Tall-Bonnafé qui, avec mon père, adhère au Parti communiste et l' amène à sa rencontre avec Paul Eluard.

---

[6] Catalogue du Musée d'art moderne de la Ville de Paris 1997 (RMN). Commissaires : S. Pagé, A. Vidal ; conseillers scientifiques : G. Fabre, S. Fauchereau.

Durant la période de soutien aux brigades internationales, Lucien Bonnafé travaille à Braqueville, qui deviendra l'hôpital Henri Marchand, en s'inspirant de la méthode que suivait Breton, appliquant la leçon freudienne qui accentue la cassure avec les savoirs établis de la faculté.

« Quels sont vos combats ? » « De quoi rêvez-vous la nuit ? » Et j'écoute, j'écoute en écho cette méthode nouvelle qui ne va pas se limiter au milieu clos de la psychiatrie qui deviendra le mouvement désaliéniste, la révolution psychiatrique et qui va concerner des changements profonds de l'ordre social évoqués depuis ce matin de notre journée de Corbeil.

Rappelons à titre d'exemple le film document *Los Hurdes* de Bunuel. Il décrit la misère dans ces monts reculés de l'Espagne. Des gens affamés...carencés en iode, ils ont d'énormes goitres, d'autres malformations, estropiés, pas soignés...

Filmant et commentant avec une humanité chaleureuse, Bunuel annonce les mesures sanitaires et sociales de la République espagnole. Car la laideur, les monstruosités du cinéma de Luis Bunuel, il est très clair, c'est le refoulé visible d'une criminalité dissimulée. Je me souviens de la façon dont Bonnafé protestait (encore la fameuse citation favorite : « Juste protestation dans un juste combat... ») : « Ils disent "c'est surréaliste". Pour un lapsus cocasse, une bonne blague, quel détournement ! » Défendre les nègres, les difformes, les fous, ça dérange. Il s'agit d'établir une autre liberté. Ce moment essentiel de la guerre d'Espagne m'a paru devoir être rappelé dans l'histoire de la Révolution surréaliste et comme temps fondateur de la révolution psychiatrique à Toulouse. Celle-ci se poursuivra à Saint-Alban avec la création de la Société du Gévaudan qui va poser les premières bases des changements en psychiatrie et des luttes pour le désaliénisme.

Nés de la Résistance et de l'effroyable hécatombe des quarante mille malades mentaux internés dans les asiles, victimes de la faim en France occupée et non-occupée et gazés en Alsace-Lorraine, déportés au Struthof. Les multiples témoignages des personnels que nous avons recueilli directement témoignent de cette famine qui fut fatale aux malades internés (visions collectives sans doute au regard d'un négationnisme conforme, peu soucieux du sort de la souffrance psychique qui aliène).

Dernière image, dernier livre : la couverture de l'Anthologie de Pierre Seghers, *La résistance et ses poètes*. C'est un tableau de Jérôme Bosch, un détail du *Triomphe de la mort* avec ses potences, ses violences, ses tortures. Il nous rappelle le sort des malades et des déviants, des juifs et des résistants.

C'est à Saint-Alban, havre pour les résistants et pour les poètes, lieu de combat de la Résistance, en 1943/44, que se recrée la leçon surréaliste, avec Paul et Nusch Eluard, avec bien d'autres, avec Tosquelles, et sa connaissance clinique et psychanalytique et Chaurand discret artisan essentiel pour la psychiatrie de l'enfant.

Pour Lucien Bonnafé, la Révolution psychiatrique prend appui sur la poésie pour poser autrement les limites du rêve et la réalité. Pour que se recréent les liens de chaque être avec sa collectivité par les voies de la sympathie, l'amour, la camaraderie, tous mots qui lui sont chers. De Toulouse à Corbeil, passant par Rouen, Paris le 4e arrondissement et Perray-Vaucluse, parlant à Bonneval, à *l'Evolution psychiatrique* et dans les batailles du Syndicat avec son éloquence légendaire. Il est resté fidèle à cette leçon, avec Paul Eluard : la poésie a pour but la vérité pratique. « Quel est votre ennemi ? » « Votre combat ? » « De quoi rêvez-vous ? » Interrogations posées dans un constant retour au présent.

Lucien Bonnafé et « l'extermination douce » : à ceux qui ne « savent » pas

Armand AJZENBERG

Dans le texte qui suit je procède, essentiellement, par collages de textes. Collages de témoignages : des descendants de morts de « l'extermination douce », collages de textes de Lucien Bonnafé : extraits dans lesquels j'ai privilégié des passages où Lucien interpellait ceux qui voudraient réduire « le problème » – leur problème ? – à une affaire de spécialistes, à une querelle d'historiens. « Enfermer un tel problème dans l'espace protégé des débats de "spécialistes" serait une aberration à finalité conservatrice », écrit Lucien Bonnafé dans une préface. Qui ajoute : « Il n'est pire ignorant que celui qui ne veut pas savoir », formulation polie d'une phrase méchante de Brecht dans *Galiléo Galiléï* (« Celui qui ne sait pas est un imbécile, celui qui sait et se tait »... je cite de mémoire). Et, puisqu'il s'agit ici d'hommage à une pensée exigeante et dérangeante, et pour faire bonne mesure, je propose un dernier collage, « leçons » d'un « Bonnafé », non édité je crois, de 1995, et intitulé *Passion de la tête ou tête de la passion*. Dans ce qui suit donc, très peu d'Armand Ajzenberg et beaucoup de Lucien Bonnafé.

Courrier reçu récemment, en 2003 : « Vos coordonnées m'ont été données par monsieur Mercier Antoine, journaliste à Radio France, après que j'eus entendu une émission concernant la pétition "Pour que douleur s'achève". J'aimerais connaître plus en détail cette période de la dernière guerre mondiale, car je pense que ma grand-mère paternelle en a été victime en 1942 dans un établissement psychiatrique en Ariège près de Auch où elle est enterrée. J'ai 42 ans aujourd'hui et j'ai pris connaissance de ce drame familial il y a peu de temps mon père ne pouvant pas en parler, ces souvenirs étant trop douloureux pour lui. »

Autre courrier reçu, c'était en 2001, quand une pétition, « Pour que douleur s'achève », avait été lancée. Autre témoignage donc : « Hier au soir je rendais visite à ma mère âgée de 72 ans, comme je le fais régulièrement en revenant de mon travail. Quelle ne fut pas ma détresse en la découvrant en pleurs devant l'article paru dans la revue *Politis* à laquelle elle est abonnée. Ma mère est une femme active, militante politique (les Verts), humaniste (Droits de l'Homme, etc.) et la voir en pleurs est un fait exceptionnel et très douloureux pour moi. Je prends donc immédiatement connaissance de cet article qui l'a bouleversée et quelle ne fut pas ma stupeur d'apprendre de sa part qu'elle a été témoin et victime innocente de ces crimes. Je ne vois pas d'autre terme que celui de crime pour désigner ces atrocités.

Ma mère alors âgée d'une douzaine d'années à l'époque, a vécu ce drame. Son père d'origine italienne et communiste, venu en France en 1922, s'est trouvé hospitalisé à Montfermeil souffrant d'une tumeur au cerveau dû à un traumatisme crânien mal ou pas soigné, suite à une chute. Eprouvant d'horribles douleurs à la tête et également perturbé par la guerre (il avait combattu le fascisme dans son pays et en avait certainement beaucoup souffert), cela l'avait malheureusement conduit à être hospitalisé. Pour des raisons que je pense personnellement d'ordre politique (son appartenance au parti communiste) et de santé (grand malade incurable), il a été transféré sur Clermont dans l'Oise (alors qu'il aurait peut-être pu rester à Montfermeil, mais je crois qu'à l'époque les Allemands occupaient l'hôpital [à vérifier]).

Ma mère se rappelle avoir été deux fois à Clermont avec ma grand-mère, son frère aîné a dû y aller également d'autres fois (il est à noter que ma grand-mère était sans ressource pour élever quatre enfants). Ils se privaient de pain pour en amener à mon grand-père et ma mère se rappelle qu'il se jetait dessus affamé. Elle se rappelle également l'état de maigreur de son père et ses conditions de détention. J'emploie ce terme également, me semble-t-il, a bon escient et en fait trois jours après leur dernière visite, à laquelle les enfants n'avaient pu assister, mon grand-père est décédé le 16 juin 1942. *Il était mort de faim.*

Quand je pense que ma mère garde cette douleur en elle depuis soixante ans, c'est-à-dire toute une vie, je me révolte. Quand je pense que ma mère a gardé pour elle cette douleur sans en parler et que, peut être, elle se sent coupable de n'avoir été qu'une enfant à l'époque, *Je refuse* qu'elle continue à souffrir les années qui lui restent à vivre. Ce sont des années que je *veux* pour elle sereines et heureuses.

Il faut que ce silence cesse, que les coupables soient désignés clairement, que nous sachions que dans l'histoire de notre pays il y a eu des faits que nous, Français, devons reconnaître et assumer totalement pour que cela ne se renouvelle pas, et que nous ayons tous conscience de ces atrocités si lointaines pour certains mais si cruellement ineffaçables pour d'autres.

Mon nom est Monique P.

Celui de ma mère Madeleine B. née C.

Celui de mon grand-père Joseph C. »

Ces longs silences de familles victimes de « l'extermination douce » – je reprends un terme inventé par le docteur Max Lafont –, et qui aujourd'hui veulent savoir, sont similaires aux silences des rescapés des camps de la mort et de leurs familles aux lendemains de la guerre. On me dira – et on l'a dit – que j'exagère, que je fais un amalgame entre le sort incomparable des juifs pendant la Shoah et les fous morts pendant « l'extermination douce ». Je ne crois pas avoir fait cet amalgame. Nous avions simplement écrit, avec Lucien Bonnafé et bien d'autres, dans la pétition déjà citée que : « La conduite de la société à l'égard de ceux qu'elle regarde comme différents ou faibles est révélatrice de l'état de sa civilisation en chaque moment de son histoire. Idéologies, politiques, pratiques sociales (et psychiatriques) se retrouvent ainsi dans un ensemble cohérent caractérisant la structure d'une société où l'abandon des malades mentaux, en 1940, rejoint les procédures d'"effacement" des juifs, des tziganes et d'autres catégories de personnes placées en dehors ou en deçà des normes. Or ce qui condamne la "civilisation" de cette sinistre période condamnerait identiquement la nôtre à l'aube du nouveau millénaire si les "malades sans intérêt" d'hier étaient aujourd'hui maintenus dans leur condition de "morts sans intérêt". »

Le silence à propos de « l'extermination douce » n'était pas que des familles des victimes. Silence que l'on comprend. Il était aussi, et il est toujours, celui d'historiens, celui de l'institution psychiatrique, pour des raisons que Lucien Bonnafé nous aide à comprendre. Lisez, d'abord, quelques extraits de sa préface au livre de Pierre Durand : *Le train des fous*. Lisez ensuite les extraits de son texte de 1995, « Passion de la tête ou tête de la passion ».

Résister à l'inhumain (2001). « Désabrutir l'opinion publique s'inscrit là dans la grande ambition des lumières encyclopédiques : ce qui est désabrutissant, c'est l'acte de résistance à la routine obscurantiste qui fait enfouir dans les oubliettes pour vérités dérangeantes les conduites d'inhumanité qui marquent *vraiment* l'histoire. Ce qui est culture fertile, c'est de savoir qu'on ne bâtira le contraire de cette barbarie qu'en la connaissant bien ; c'est de ne pas *ignorer* les progrès accomplis *effectivement* du fait de cette meilleure connaissance.

L'homme de science qui vous en parle fut témoin de l'hécatombe d'environ 40.000 internés de plus que n'en condamnait la mortalité ordinaire, en France, sous le pouvoir de l'occupation-collaboration, et répliqua en militant pour changer le système inhumain qui gérait l'exclusion des fous, et pour la remplacer par son contraire : après le règne d'un système borné à la gestion des lieux de rejet, il s'agissait de créer dans tout secteur de population évalué à l'échelle humaine, un ensemble de moyens pour aider les citoyens souffrant de difficultés de relation à mieux faire face à leurs problèmes.

Il faut persévérer dans l'œuvre de respect des droits de l'homme et du citoyen qu'est cette résistance active à l'inhumain. Il faut témoigner du fait que l'efficacité de cette résistance a été réelle, mais très entravée par un obscurantisme dans lequel la *conspiration du silence sur l'hécatombe* fut un instrument de base dans le réseau des *entraves à l'innovation*. Il faut dire *qu'enfermer un tel problème dans l'espace protégé des débats de "spécialistes" serait une aberration à finalités conservatrices.* »

La vérité rappelée par Pierre Durand est que les plus de 120.000 internés peuplant en 1940 les renfermeries-garderies pour « aliénés » avaient forcément l'allure de *population à risques* quand survint le passage sous le pouvoir ségrégateur, pétri d'idéologie sélectionniste, de la Collaboration.

Dans cette masse de reclus, les victimes furent aussi celles de l'idéologie soutenant ce pouvoir. Laquelle déplorait l'« effort naïf fait par les nations civilisées pour la conservation d'êtres inutiles et nuisibles », sous la plume d'Alexis Carrel, « régent » de la « Fondation française pour l'étude des problèmes humains » (*sic*). Dans le développement de cette idée que « la science moderne a donné à trop d'êtres de mauvaise qualité la possibilité de vivre », seront désignés avec l'insistance d'une obsession les futures victimes de ce qui fera mépriser la demande de nourrir les hospitalisés en psychiatrie avec les mêmes rations que celles accordées à ceux des hôpitaux généraux.

Car le plus grossier « oubli » des responsabilités du pouvoir de Vichy sur l'hécatombe est d'« ignorer » que le pouvoir n'a donné aucune réponse à la prestigieuse Société médico-psychologique demandant que les hospitalisés en psychiatrie aient les mêmes suppléments sur les rations que ceux des hôpitaux généraux. D'où résulte une « absence » de preuve qui permet d'afficher comme conclusion d'un travail d'« historien » qu'on ne peut pas « conclure à une politique, même inavouée, d'« extermination douce ».

Nous n'avons pas à polémiquer ici avec des critiques chicanières du *Train des fous* qui ne méritent pas débat, réduisant son objet à « un problème mal connu et qui ressort (*sic*) visiblement plus de l'histoire de l'institution psychiatrique elle-même que de celle d'un régime politique », étant par ailleurs entendu que « le placard de Vichy est déjà bien encombré sans qu'il soit besoin de l'enrichir de nouveaux cadavres » (Henri Rousso). Pour le susnommé et quelques-uns de ses semblables, l'administration de la vérité devra donc attendre qu'un placard se libère.

Effectivement, quand on parle sous couvert d'un « savoir » historien d'un problème « mal connu », et à un tel niveau du savoir sur les moyens de le connaître, il y a bien de quoi inciter le lecteur à pousser plus loin son analyse du « Il n'est pire ignorant que celui qui ne veut pas savoir ». Cela peut sembler quelque peu ridicule, mais le fait qu'il y ait un *réel problème* dans l'esquive des études sur les *enchevêtrements de responsabilité* par les *responsables* mêmes de ces études – ainsi d'un autre historien patenté, Denis Peschanski, ne percevant aucune « volonté idéologique » (*sic*) dans le pouvoir –, place les gens sérieux devant le *problème réel* des *responsabilités* dans la résistance aux inhumanités.

Et il faut dire que dans le monde psychiatrique, symétriquement, régna un impressionnant silence. C'est tardivement, après rupture de ce silence en 1981 par la publication de la thèse du docteur Max Lafont, qu'émergèrent des réactions de malaise et d'hostilité, ne volant pas plus haut que les occultations historiennes, contre l'incongruité d'étudier de telles horreurs, en mettant en cause les systèmes institués. Dans le langage de cette discipline, cela se dit : « scotomiser ».

Il est *vrai* que quand les résistants à l' occupation/collaboration – ceux qui refusèrent de laisser tomber aux oubliettes les responsabilités du pouvoir vichyste – animèrent ensuite un changement majeur dans le système suraliénant, ils tinrent à ne pas dissocier cette action du procès de ce *système*. Cette sagesse constitua l'animation des efforts de changement comme travail dans les consciences des *personnes*, pour que ceux qui avaient été soumis à leurs fonctions d'agents du système inhumain pussent se former comme metteurs en œuvre d'un contraire de l'inhumanité, en prenant des *responsabilités* dans l'innovation. Car l'esquive des responsabilités des systèmes, gouvernement et institutions, avec conspirations de silence, mises aux oubliettes et relativisations historiennes *ad hoc*, a pour conséquence une inhibition générale de la faculté éminemment humaine d'assumer *ses* responsabilités.

Avec les manipulations dramatiquement farfelues de « responsable, mais pas coupable » s'opère l'engourdissement des capacités de faire au mieux avec le : « Nul n'est irresponsable de ce qui se passe là où il est concerné. »

Quand on consacre sa vie à la résistance à l'inhumain, on ne cesse de le faire dans un monde où les consciences sont perverties par le vécu d'être ou non *coupable* dans ce qu'on a traversé. C'est cette intoxication mentale qui brime dans le sujet humain son potentiel de *lucidité*, quant à sa propre part de *responsabilité* dans les situations où il est participant. Et, dans ce monde, tout fonctionne, globalement, pour conditionner les citoyens à subir, passivement, le cours des choses. Alors, le climat d'« ordre moral » pétrisseur de vécus de *fautes* fait un énorme gâchis, quant à la conscience de ce qu'on aurait pu et dû faire, et qu'on a fait ou qu'on n'a pas fait.

Ces hantises de « culpabilité » ont pour conséquence psychique la plus opérante la dégradation de la mémoire, pourvoyeuse d'« amnésies » qui sont symptôme très frappant dans l'exploration des souvenirs des temps brutaux, et les réflexes de « mise aux oubliettes » qui sont l'agent ordinaire de freinage du progrès.

« Ces manipulations d'(in)consciences avec les spectres de la "culpabilité" sont très opérantes dans les situations où l'être humain est travaillé par un difficile "que faire ?", ce qui a été le cas des travailleurs de santé mentale dans ces temps brutaux, où ce "que faire ?" fut un comble d'angoissantes difficultés. Dans les suites, cela rendit le changement très difficile, quand mieux comprendre était germe de mieux transformer. L'effort de transformation a tout de même agi, en dépit de ces freinages par l'"oubli" ; ce n'en est que plus méritoire, pour ceux qui ont persévéré là, dans la même résistance à l'inhumain que celle qui a "sauvé l'honneur" des institutions psychiatriques par un niveau respectable de Résistance à l'occupation-collaboration... »

Passion de la tête ou tête de la passion (1995). Le malaise sur le drame de la surmortalité dans les renfermeries d'aliénés, en France, sous l'occupation/collaboration, ne manifeste pas d'atténuation sensible. A certains égards, on observerait plutôt une phase évolutive de décompensation ou de dérapages L'articulation avec « la mode » d'accuser d'intolérance les résistants à l'intolérance est là évidente. J'ai conscience de personnifier beaucoup un facteur de dérangement qui joue là son rôle, en effet :

- Je suis le dernier survivant des témoins acteurs parmi ceux qui ont posé ce drame en priorité, quant à folie et société, à l'enseigne de : « Le comportement d'une société à l'égard de ses "aliénés" est un des meilleurs signes de son degré de civilisation. »
- Je n'ai jamais démordu de ma résistance à tous niveaux de « conspiration du silence » pesant sur ce drame, et d'opposer à cet obscurantisme la recherche du contraste entre la fécondité de son étude savante et les stérilités déshumanisantes liées à son ignorance.
- Et surtout : chercheur acharné au domaine de la psychanalyse de la connaissance, découvreur précoce du fait que le certificateur des aliénés en disait plus dans ses certificats sur lui-même que sur le sujet certifié, obstiné dans la recherche sur « Observer l'observateur », il est de fait que je persévère dans l'attitude la plus dérangeante en donnant la manière de voir ou non ce drame et d'en parler ou non comme révélateur incisif des vérités les plus dérangeantes. Je pense qu'est ici révélateur le fait que ma position de témoin-acteur est reconnue ou méconnue selon les uns ou les autres.

Donc, je maintiendrai. Et je ne cesserai d'inciter nos héritiers à aiguiser leurs résistances aux inhumanités et leurs potentiels d'invention, à la lumière d'un regard sur connaissance et méconnaissance, approvisionné par mon témoignage d'ici et maintenant.

« Les manipulations "dédiabolisantes" de Vichy, en se servant des responsabilités du système asilaire, ou la réciproque, en disent plus sur l'observateur que sur l'observé. »

Militants contre l'« oubli » du drame et résistants à toutes les tendances à en oblitérer la réalité et le sens, nous avons eu une attitude d'ensemble que nos observateurs doivent comprendre. La responsabilité du pouvoir vichyste, hanté par la dénonciation des engeances à proscrire et le mépris des « sous-hommes », était si insolemment éclatante que nous n'avons jamais été motivé pour la prouver, l'argumenter, et presque la dire, tant cela allait de soi, et on avait d'autres chats à fouetter que penser au pronostic que la « dédiabolisation » de Vichy viendrait fatalement à la mode, en formes dures ou molles.

Les chats à fouetter, après que le champ des responsabilités du Pouvoir d'Etat ait été balayé c'était ce qui demeurait, la pesanteur du système asilaire, avec la force des pouvoirs d'autodéfense institutionnelle qui était l'une de ses caractéristiques les plus inquiétantes. Le fait est que nous avons négligé le procès de Vichy, non dans l'esprit mais dans les formes, mais que nous avons poursuivi avec ardeur et persévérance la « destruction du système aliéniste ou asilaire pour bâtir son contraire sur ses ruines ».

Dans le flot de considérations sur lesquelles je pourrais être inépuisable, il m'a paru opportun, dans le contexte actuel, de décanter ce qui me parait le plus éclairant, quant au regard critique sur la question.

ÉTUDIEZ

Parmi les positions qu'on peut dire « préliminaires » à toute étude de la question, il y a le très défensif de Vichy : « Pas de volonté politique du gouvernement d'exterminer les fous. » Je pense que, devant cette manière de poser les questions, il y a deux axes d'étude principaux :

- Il y a la question globale « quel regard sur le gouvernement de la collaboration montre-t-il que Vichy n'a pas "décrété" la Shoah », avec le passage par « Pétain ne savait pas quel serait le sort de ceux que ses décrets et sa police remettaient au pouvoir nazi. » Il convient de bien s'entraîner à bien aiguiser ses regards sur la façon contemporaine d'apprécier la « volonté politique » du pouvoir devant l'extermination des juifs et des tziganes.

- Il y a la question « spécialisée », pour bien s'éclairer sur le sort des autres maudits : Quel regard sur ce pouvoir montre-t-il qu'il n'a pas « décrété » l'hécatombe des sous-hommes, en se servant du passage par quelque « il ne savait pas ». Il convient de bien s'entraîner à bien aiguiser ses regards sur la façon contemporaine d'apprécier une « volonté politique » désignant les fous comme « à exterminer ».

Pourquoi ? Pourquoi ensommeiller les consciences sur : par quels ressorts fonctionne, dans quel « esprit » (au sens où il s'agit, parlant d'« esprit », de profondeurs d'imprégnations idéologiques) le modèle mental, les moyens intellectuels, les tournures d'esprit, les conditionnements de paroles, de silences, d'actes, de carences, qui déterminent les comportements des sujets humains dans leurs rapports à leurs semblables ?

Ma résolution de valoriser, à contre-courant, avec l'aide de Sigmund Freud, la question de l'« opium du peuple », trouve là un champ d'application exemplaire.

Il faut que je dépasse mes irritations devant le fait que ma contribution à l'« affaire Carrel » a contribué à enfler démesurément la place de ce personnage dans le débat en cours. Tout me conduit à ne pas regretter cette histoire. L'histoire ou l'affaire, c'est que, quand le porte-parole le plus encombrant des idéologies de chasse à l'homme, dites « sacrificielles », dans nos sociétés, et ainsi écrites, a écrit qu'il s'alignait sur l'éloge des « établissements euthanasiques pourvus de gaz appropriés », il s'en est suivi que le discours mandarin le plus accusé de France écrive qu'il ne fallait pas « diaboliser » Carrel en passant par Le Pen. La puissance des modèles mentaux, moyens intellectuels, tournures d'esprit, sur lesquels il s'agit d'étudier, pour voir lucidement le problème en question, ne saurait trouver, ici et maintenant, champ d'études plus exemplaire.

Les faits sont :

1. Que l'immensité du tirage de la tragi-caricature de « vulgarisation » scientiste que fut « L'homme, cet inconnu » a atteint des hauteurs vertigineuses, s'est élevé à une côte marchande, dans le monde bourgeois ou bien pensant, extravagante, le poussant machinalement « dans toutes les bibliothèques ».

2. Que les agents de cette diffusion ont été beaucoup les profs de philo, et pas seulement dans l'enseignement congréganiste.

3. Qu'ici et maintenant la mode de « dédiabolisation » de Carrel (avec ce vocabulaire à l'ordinaire), devient un des signes les plus marquants du genre bien-pensant contemporain.

Si l'on entend donner à « opium du peuple » un sens vraiment « dédiabolisé » (c'est bien là le cas de le dire !), on a là une occasion exemplaire de montrer comment peut fonctionner l'ensommeillement des (in)consciences. Belle occasion pour aider le peuple à éveiller sa conscience devant l'enflure des manipulations mentales évoquées ci-dessus.

ÉTUDIEZ

Etudiez en observant les observateurs.

Et n'oubliez pas qu'un témoin aussi mesuré que moi, aussi pénétré du principe que : devant cet état des choses, la critique n'est pas une passion de la tête mais la tête de la passion, ce qui est bien la plus sûre méthode pour ne point perdre la tête devant les pires exactions de l'inhumain, ne cessera de vous rappeler : que, devant le drame de l'hécatombe ou de « l'extermination douce », tous les courants obscurantistes demandent à être explorés en fonction de quelques règles de méthode.

Toutes les positions contraignantes ou réductrices, dans la reconnaissance des responsabilités, sont signes de toute tendance à évacuer les responsabilités de systèmes, de moyens idéologiques, de pressions de modèles mentaux, moyens intellectuels, tournures d'esprit, dont la reconnaissance est dérangeante.

Le fait est qu'il s'est agi là, de façon outrageusement démonstrative de la plus dramatique démonstration de la dangerosité de l'idéologie ou mentalité sélectionniste. D'où l'effet qui détraque les moyens intellectuels de quiconque est plus ou moins imprégné de cette idéologie, ne serait-ce que dans les réflexes de rejet de la folie. L'aspect le plus dramatiquement caricatural de ce malaise de l'esprit est dans les glissements vers les deux voies des complaisances à l'inhumain :

Un peu a) : absoudre les responsabilités du système asilaire en tant que tel, en tant que renfermerie-garderie, et proie faite par et pour les mépriseurs de sous-hommes, en ne pouvant/voulant voir que les responsabilités du pouvoir.

Et surtout b) : absoudre les responsabilités du pouvoir contempteur de l'humain, et poussant à son comble le mépris des « valeurs humaines réduites », en ne pouvant/voulant voir que des responsabilités, dans le système asilaire, en masquant les responsabilités de celui-ci en tant que système d'exclusion.

Avec cet éclairage incisif sur cet obscurantisme que la perception très réductrice de l'inhumanité vichyste est de même trempe que celle qui regarde les renfermeries-garderies asilaires dans la plus grande indifférence à leur inhumanité.

RESPONSABILITÉS

Je ne laisserai pas en repos qui cherche à esquiver les divers niveaux de responsabilités dans tout approvisionnement de toute inhumanité. Je demande aux observateurs des discours au peuple, des conseils en décence spirituelle et correction mentale et politique, des directions de conscience, de ne pas laisser engourdir leur lucidité devant moyens et fins du discours moralisateur contemporain.

L'équivalence responsabilité-culpabilité est l'arme principale de la manipulation contemporaine des (in)consciences. Le directionnisme mental ne peut fonctionner qu'en bloquant les capacités humaines de faire face au travail de la tête et du cœur exigé par conscience ou inconscience des responsabilités de chacun.

Dominer son prochain doit passer par oblitérer ses facultés de maîtriser lui-même, en pleine responsabilité, le fait qu'on n'est jamais irresponsable de ce qui se passe autour de soi, dans son environnement immédiat et dans le monde où on vit.

L'« opium du peuple », c'est l'ensommeillement des facultés de chaque sujet ou groupe humain devant les devoirs de chacun, quant à faire face à tout problème d'assumer ses responsabilités. L'agent pourrisseur de ces facultés, instrument ordinaire de la volonté de puissance, est l'intoxication par l'idée de culpabilité.

Ce directionnisme de conscience a le champ de l'histoire comme instrument d'expression publique ordinaire. Là opère tout un travail d'esquive des responsabilités de tous niveaux, quant à engendrer et maintenir toute inhumanité. Là s'infiltrent toutes les inhibitions des potentiels humains, quant à savoir au mieux et agir au mieux devant le fait que nul n'est irresponsable de la marche du monde. Et toute résistance à cette oppression de l'esprit est acte d'hérétique infracteur aux règles de bonne conduite. Dans la conformité à ces règles, parler de responsabilité aux citoyens « ordinaires », c'est leur parler de culpabilité. Il est « convenable » de fabriquer ces « simples gens » avec les héritages du très traditionnel *mea culpa*.

L'usage du comble de l'horreur, avec l'extermination décidée, programmée et exécutée, des juifs et des tziganes, la preuve qu'a pu être conçu et exécuté ce mal absolu, excluant toute idée de pardon, est là pour que tout maître à penser puisse oblitérer toute vigilance devant tout ce qui relève plus ou moins de la même inhumanité. Plus ou moins : Du vécu ethnique le plus ordinaire et le moins culpabilisable à la plus affirmée complicité, genre « négationniste » par exemple.

Entre ce comble de complicité et les plus menues concessions aux idéologies contemptrices de l'humain, il y a le morceau historiquement majeur : celui des responsabilités du gouvernement de la collaboration, dans le fonctionnement des systèmes proscripteurs d'engeances humaines, avec son idéologie de purification ethnique, sa xénophobie, son antisémitisme, et aussi, (pour ce qui me concerne plus spécialement) les carences d'assistance aux « valeurs humaines réduites ».

La lucidité sur la puissance de ce pouvoir, plus encore dans ses maniements des esprits et de la vie courante que dans ses actes les plus officiels, plus encore dans les petits actes d'inhumanité que dans la signature des décrets de purification ethnique, est principe de résistance aux procédures de minoration et d'« oubli » de cette immense malfaisance. Donc, c'est aujourd'hui surtout sauvegarde de l'avenir. Car c'est aiguiser les regards sur la doctrinarisation ségrégative.

Il est significatif que les pressions tendant à occulter les responsabilités des inspirateurs et exécutants des actes inhumains qu'on peut décréter « mineurs », en se servant de la différence par rapport au comble de l'inhumanité, ont l'instrument de la « culpabilité » comme ressort typique.

Le mécanisme mental sur lequel un « esprit des lumières » contemporain se doit d'éclairer les citoyens, c'est que : se servir de quelque « il ne faut pas culpabiliser » les membres d'une société où se passent des choses qui ne sont pas irréprochables est fondamentalement de même trempe que le regard ultra-réactionnaire sur nous, travailleurs de l'écoute et de l'écho des personnes anxieuses, travaillées par leurs problèmes de « culpabilités ».

Tout autant que nous ne renoncerons pas à aider nos concitoyens à faire face au mieux à tout ce dont ils ne sont pas irresponsables, pas davantage nous ne renoncerons à éveiller les consciences de nos concitoyens à cultiver leur vigilance devant tout ce qui dans ce monde, avec un privilège pour les moyens de fabriquer les opinions, a pour sens et pour fin d'empêcher de percevoir tous les fragments ou blocs d'inhumanité qui s'imagent bien avec les ruisseaux, rivières et fleuves débouchant dans le comble de l'inhumain, et d'y résister, en pleine responsabilité.

Soyez vigilants : tout ce qui concourt à oblitérer, minorer, « oublier », les responsabilités qui jouent dans la déshumanisation, est de même trempe que tout ce qui a pour sens et fin de vous enliser dans les marais de votre propre déresponsabilisation.

21 janvier 2004

Le Quercy

André ROUMIEUX

Lors du décès de Lucien Bonnafé, le 16 mars 2003, j'apprenais avec beaucoup d'émotion que sa dernière lecture avait été celle de la revue *Quercy-recherche*, numéro spécial consacré à Figeac... Aussi, j'aimerais, en ce début de journée qui nous voit réunis autour de la mémoire de Lucien Bonnafé, évoquer brièvement ses rapports avec le Quercy où vont profondes nos racines familiales à l'un et à l'autre et auquel il était très attaché comme je le suis moi-même.

J'ai rencontré pour la première fois Lucien Bonnafé en 1952, à l'école d'infirmiers et d'infirmières de Maison-Blanche où j'étais élève. Par la suite, dès que j'ai appris qu'il était de *chez nous*, s'est manifestée vivement notre appartenance à une même région, à une même histoire culturelle et j'ai fait partie de ce que Bonnafé appelait *la tribu-lotoise* ; tribu qui comptait dans ses rangs, deux personnalités importantes dans sa vie : le poète Jean Marcenac et Théophile Gaubert, militant communiste, infirmier et fondateur à Ville-Evrard, au début du XXe siècle, du premier syndicat du personnel.

Au cours de ces dix dernières années, j'ai rendu visite de nombreuses fois à Lucien Bonnafé, principalement en été, lors de nos séjours dans le Lot ; j'allais le voir à Espagnac-Sainte-Eulalie et pour m'y rendre, je traversais cette vaste étendue caillouteuse et désertique, parsemée de genièvres et de bouquets de chênes rabougris, le Causse, qu'il avait maintes et maintes fois parcouru, un fusil sur l'épaule... et qu'il évoquait toujours avec une très grande sensibilité et un authentique attachement.

J'ai vécu, en sa compagnie, à Espagnac-Sainte-Eulalie, de vrais moments de bonheur. Un psychiatre et un infirmier psy vieillissaient côte à côte, face à l'Histoire, car de l'Histoire il en était constamment question. Une Histoire à protéger et à transmettre, ce qui faisait l'objet de bien des conversations, en particulier concernant le développement de la Société d'Etude et de Recherche Historique en Psychiatrie, la SERHEP, fondée en 1986 à Ville-Evrard, de laquelle est né à Corbeil-Essonnes, grâce à Bernadette Chevillion, le Centre de Recherche et de Documentation Lucien-Bonnafé.

Nous parlions, plus exactement je l'écoutais attentivement parler de ses études au collège Champollion à Figeac, de son grand-père Maxime Dubuisson, de psychiatrie militante, de surréalisme, d'Eluard et de Forestier à Saint-Alban, de *l'extermination douce* et de *l'Histoire qui ne passe pas*. Je l'écoutais parler des CEMÉA[1] et de la sectorisation... ses propos étaient jalonnés de deux verbes actifs qui avaient chez lui une résonance particulièrement forte : *résister* et *désaliéner*...

Autre souvenir évoqué, la spéléologie, notre passion de jeunesse. A l'âge de 14 ans, il avait exploré la grotte de Sainte-Eulalie, j'avais été guide aux grottes de Presques au cours des vacances scolaires. Son grand-père, Maxime Dubuisson, grand amateur d'exploration de grottes à concrétions, joua un rôle initiatique chez Lucien qui dira : « Le goût de la spéléologie a fait partie de mon éducation » et qui écrira : « A l'école de Pech Merle, on apprend volontiers que les secrets de la vie sont dans les profondeurs. »

J'aimais cet homme de grande culture, passionné d'art. J'aimais sa révolte et son indignation. J'aimais son regard d'une profonde intensité et sa détermination à se battre contre tout ce qui était enfermement, répression, inhumanité : contre tout ce qui relevait du système asilaire... Il m'a beaucoup apporté. J'entends toujours son rire si particulier qui suivait ses fins de phrases, et l'expression si souvent employée : « Suivez mon regard ! »

Lucien Bonnafé est né en 1912 à Figeac où son père était médecin généraliste, alors que son grand-père, Maxime Dubuisson, aliéniste qui a joué un rôle déterminant dans l'orientation du jeune Lucien vers

[1] Centres d'entraînement aux méthodes d'éducation actives.

la psychiatrie, avait été, entre autres affectations, médecin-directeur de la maison de santé de Leyme, située à quelques kilomètres de mon village, maison de santé où, adolescent, je vis pour la première fois des malades enfermés entre de hauts murs, sous la surveillance de gardiens en uniforme.

Lucien aimait rappeler avec une réelle fierté que son grand-père avait été un aliéniste disait-il, « extraordinairement contestataire ». Il ajoutait : « C'était un personnage étonnant. Je lisais ses textes. Il était très amateur de poésie. Il avait une importante bibliothèque poétique dans laquelle je me plongeais souvent. »

Par ailleurs, Maxime Dubuisson avait fait partie des premiers aliénistes à s'intéresser et à protéger les productions artistiques des malades mentaux, en particulier celles de Forestier interné à Saint-Alban. Ce que fera à son tour Lucien Bonnafé qui avait, disait-il, « passé sa jeunesse à jouer avec des œuvres de fous ».

En 1934, alors qu'il est étudiant en médecine à Toulouse, Lucien fait partie, avec son camarade Jean Marcenac, d'une contre-manifestation à celle des ligues fascistes. Ils sont arrêtés par la police, jugés et condamnés pour coups et blessures, Marcenac à quatre mois et Lucien à trois mois de prison avec sursis et à deux cents francs d'amende. Mais ce qui, aux yeux des juges, était le plus grave, disait Bonnafé, c'était la *complicité* : deux fils de bonne famille s'étaient retrouvés coude à coude avec « la racaille ». Dès la condamnation prononcée, ils allèrent s'inscrire aux jeunesses communistes.

Toujours en 1934, Marcenac et lui prennent contact avec le groupe surréaliste de Paris et rendent visite à André Breton. Deux ans plus tard, c'est le Front populaire. Bonnafé y participe tout comme il participe à la guerre d'Espagne. C'est en 1938, qu'il quitte le Sud-Ouest pour la région parisienne. Il est affecté en tant qu'interne à Moisselles puis à Ville-Evrard où il rend visite à Antonin Artaud [2], interné dans un service particulièrement asilaire, de plus de cinq cents malades, ce qui indignait Lucien Bonnafé.

Lucien Bonnafé restera, sa vie durant, très attaché au Quercy, au Lot, à Figeac, aux Causses à (je le cite) cet « étrange désert au peuplement végétal très typique » qu'il parcourra avec passion, lui qui

[2] André Roumieux, *Artaud et l'asile*, tome 1 « Au-delà des murs, la mémoire », Séguier, 1996.

se disait « le marcheur de grands espaces », familier de sa flore et de sa faune. Il restera lié « au pays » grâce à ses séjours familiaux, à ses relations et aussi aux publications du cru, telles que *Gazogène*, revue de l'art brut, singulier et des expressions marginales ou bizarres, de notre ami Jean-François Maurice de Cahors, et *Quercy recherche* qui lui aura permis, ce dimanche 16 mars 2003, de se retrouver une dernière fois à Figeac, le temps d'un dernier regard sur des personnages et des lieux profondément liés à son enfance, à son adolescence, tout simplement à sa vie…

Lettre à une jeune infirmière

Lucien Bonnafé et la formation du personnel infirmier

Yves GIGOU

Tu sais déjà ma chère amie dans ta pratique quotidienne l'importance de la rencontre soignant/soigné. De celle-ci dépend, lorsqu'une personne entre en soins, de la façon dont ceux-ci se dérouleront. Mais il peut aussi nous arriver de rencontrer un *personnage*, comme j'ai eu le bonheur de le faire avec Lucien Bonnafé, un homme avec qui je n'ai jamais travaillé, enfin au sein d'une équipe soignante, mais que j'ai « pratiqué » des années aux CEMÉA, au comité de rédaction de la revue *VST* et comme intervenant dans les stages de formation que j'animais.

De cette période, une complicité s'est installée entre nous et je dois te dire que j'étais fier de l'emmener lors des interventions qu'il était amené à faire, la voiture est un endroit propice à la conversation, d'accord il parlait beaucoup, mais le plaisir était grand de l'écouter.

Avec lui, mais aussi quelques autres, je suis passé de la connaissance et de l'acquisition des compétences de notre métier d'infirmier de secteur psychiatrique (tu dirais certainement exerçant en santé mentale) à l'exercice de celui-ci dans une pratique désaliéniste, je t'explique, mais je t'invite aussi à lire les *Ecrits* de Lucien Bonnafé.

Ce qu'il faut pour exercer avec clairvoyance ce « beau » métier d'infirmier de secteur psychiatrique, c'est développer sa capacité d'observation et celui de « l'art de l'écoute et de l'écho », travailler le sens des mots ; Bonnafé nous invite à lire et entendre une autre langue, celle opposée au scientisme et à l'économisme qui a toujours eu cours dans le champ de la médecine mais qui est triomphant en ce début de XXIe siècle.

Cette Histoire que je veux te transmettre, te faire partager débute en 1946. A la demande de Germaine Le Guillant et de Georges Daumezon, Lucien Bonnafé se consacre à la création des stages de formation pour les personnels des hôpitaux psychiatriques au sein des CEMÉA, association qui vient alors d'être sollicitée pour ce que beaucoup décriront comme un bouleversement dans la psychiatrie française : la transformation des « gardiens de fou » en infirmier et le développement du désaliénisme.

Ces « inventions » sont déterminantes dans l'évolution de l'histoire de la psychiatrie, elles marquent aussi le dépérissement des pratiques asilaires.

Lucien Bonnafé me rappelait souvent la stratégie qu'ils avaient mise au point avec Georges Daumézon et Germaine Le Guillant pour faire évoluer les pratiques de « gardiennage » vers celles du « prendre soin ». Tu vois, la réflexion sur le « métier » ne date pas de 1992 ! (date de la fin du diplôme d'infirmier en psychiatrie).

C'est en 1954 que Georges Daumézon et Germaine Le Guillant créent *Vie Collective et Traitements*, bulletin du personnel des établissements de soins pour malades mentaux.

Le numéro suivant, la revue prend définitivement le titre de *Vie Sociale et Traitements*, *VST*. Lucien Bonnafé y écrit dès le numéro 2 en 1955. Nous constatons une interruption dans les années 70, pendant ce que l'on appelle « l'expérience corbeilloise », en effet aucun article de sa plume n'est dans la revue, il écrit cependant dans bien d'autres publications pendant cette période.

Pour sa première publication dans *VST*, Lucien Bonnafé écrit un article consacré à l'insulinothérapie. Il m'a souvent raconté qu'avec Daumezon ce premier article n'était là que pour mieux préparer les stagiaires et les lecteurs au choc, que la conférence prononcée par lui au stage Ceméa des infirmiers des hôpitaux psychiatriques à Joinville en septembre 1954, devait déclencher. En effet, ce texte reste pour beaucoup d'entre nous fondateur des pratiques d'aujourd'hui. Le titre en est : « Les techniques d'observation ». Il commence ainsi : « Le gardien de fous de jadis est en train de devenir un infirmier hautement spécialisé. Son rôle de surveillance s'est effacé aujourd'hui derrière des responsabilités plus hautes, grâce à l'acquisition de techniques. Cela est devenu une banalité. On a l'habitude de mettre en valeur, à ce sujet, le niveau de plus en plus élevé *des techniques de soin et de réadaptation*. Mais il est dans le métier tout un domaine très important qui correspond à un niveau de qualification très élevé, et dont on ne parle guère à l'heure actuelle. Je veux parler des *techniques d'observation*. »

Pour moi, le travail d'observation c'est là le premier et fondamental enseignement de Bonnafé en direction des infirmiers.

Une autre leçon de Bonnafé, c'est qu'il faut nous méfier du DPR - *Diviser pour Régner*. Là encore tu vas lire, sa parole est contemporaine.

Lors d'une rencontre en janvier 1976 avec G. Le Guillant, Françoise Picard et deux infirmiers Marcel Menin et Sylvain Joseph il répondait à leurs questions sur le texte qu'il avait l'intention de lire au congrès d'Auxerre, que ces pages étaient plus intéressantes pour les infirmiers que pour les médecins :

« Je pense que les facteurs de solidarité entre les uns et les autres sont infiniment plus importants que les facteurs de division. Cependant, il est vrai qu'il existe des différences significatives dans la manière de vivre la réalité, et ces différences sont beaucoup plus fondées sur les contraintes de la réalité que sur les plus ou moins bonnes intentions.

Voyez la question du fameux "modèle médical" dont on parle tant dans les équipes psychiatriques : le "demandeur de service", qu'il s'agisse du client qui vient consulter ou du service hospitalier, demande toujours le docteur.

Dans une équipe soucieuse de déhiérarchisation, de décentralisation dans la répartition des rôles, c'est mal vécu ; les membres de l'équipe se sentent plus ou moins annulés, méprisés, et ils demandent au docteur : "Donnez-nous droit de cité, dites que nous existons." Cela me fait penser à un passage du *Château*, de Kafka, qui dit à peu près ceci : "Si du château, là-haut, il nous tombe quelque chose, c'est très bien. Mais si nous, en bas, nous faisons quelque chose par nous-mêmes ?" [...]

[...] La prescription est réservée au seul médecin. Mais la grande ambition du médecin, c'est de se mettre au niveau du malade. Et ceci est beaucoup plus facile à l'infirmier, qui parvient à établir une relation de parité avec le malade, en parlant avec lui de bien d'autres choses que de son délire, ses phobies et tous ses problèmes de santé. Et cette relation, méprisée par les pédants, mais enviée par les plus savants, permet de pratiquer une thérapeutique de haut niveau. »

La relation soignante voilà l'un des thèmes, auquel il n'a cessé d'associer les infirmiers, que se soit dans les stages de formation continue auxquels il participait, dans les congrès et bien entendu dans ses écrits, en particulier dans *VST*.

Puis il me faut te faire entendre, l'importance que Bonnafé donne à la poésie, en parlant d'Eluard il dit : « Pour moi, Eluard, c'est un de mes maîtres dans l'art de la sympathie. » Et quand il explique ce qu'est cet art de la sympathie, il le voit très précisément dans l'exercice de l'écoute et de l'écho.

La psychanalyse, qu'on le veuille ou non, nous dit Bonnafé, c'est quand même, fondamentalement, l'exercice d'un art et d'une science de l'écoute et de l'écho.

Or il se trouve que la leçon poétique, dont le mouvement surréaliste a parlé, est celle qui permet au sujet humain de mieux s'entendre et de mieux se faire écho.

Dans un article du 3 décembre 1982 (*Révolution*), il évoque le séjour d'Eluard à Saint-Alban : « De ce séjour “chez les fous” dans leur familiarité, résulte une nouvelle illustration exemplaire du principe que la “poésie doit avoir pour but la vérité pratique”, ce qu'il me faudra formuler en ces termes : “Ce que la connaissance de la folie a donné à Paul, celui-ci l'a rendu au centuple.”

Témoignage, donc, rendant compte de l'unité profonde qui fait même combat de la lutte contre l'occupant, la lutte pour “l'égalité du bonheur entre les hommes”, la lutte pour que la poésie “se fasse chair et sang” et “donne aux hommes l'envie de regarder en face ce qui les sépare”, la lutte contre un système socioculturel qui rend les gens fous en les maltraitant et les maltraite parce qu'ils sont fous quand il les a ainsi désignés.

Je devrai donc développer ceci : que communication suppose émetteur et récepteur, et qu'il faut débloquer ce qui bloque les capacités de communiquer avec le discours de la folie. Que nous devons au grand révélateur de l'utilité de la poésie (“nous sommes nécessaires”) à celui qui, avec André Breton, emprunte à Lautréamont le titre le plus fulgurant : “Il n'y a rien d'incompréhensible”, l'apport le plus fécond, ce que je peux formuler ainsi : “Notre culture poétique fraye pour nous des voies nouvelles à la communication. Elle nous permet de saisir des évidences neuves. Grâce à elle, nous avons accès à un registre verbal élargi, nous percevons mieux les harmoniques ou les résonances, le monde du symbole devient mieux communicable et notre expression elle-même rend un écho plus juste. Ainsi, nous devenons plus efficaces. Rendons ici justice à Paul Eluard. Reconnaissons que nul ne nous a mieux aidés à exorciser le démon de l’incommunicabilité.” »

Tu vois ma chère amie, que rien de cela n’est enseigné dans les Instituts. Mais une fois que l’autorisation d’exercer t’est acquise, rien ne t’empêche de poursuivre, de compléter ta formation, celle-ci doit être ta préoccupation essentielle car personne, si ce n’est toi, trouvera les outils nécessaires à l’exercice du « prendre soin ».

Voici donc à partir de cette rencontre trois *conseils* que je te demande d’utiliser chaque jour : observe, méfie-toi du DPR et utilise l’apport poétique dans l’art de l’écoute et de l’écho que tu ne manqueras pas de développer.

Tout cela n’est rien si j’oublie de te transmettre l’essentiel de ce qu’il m’a enseigné : l’esprit de Résistance, il le définissait là aussi au sens premier du terme et non pas celui que la modernité tente d’imposer. Résister est un verbe actif. Tu découvriras au cours des lectures que tu m’as promis d’entreprendre, ce qu’il entendait par résistance aux forces de l’aliénation sociale, résistance à toutes formes d’oppression. Comment il nous invite à prendre parti pour le peuple.

Voici pour terminer sur ce sujet la fin d’un message qu’il nous a adressé trois mois avant de partir :

« On ne saurait mieux dire. Ce monde d’ici et maintenant se montre grand exhibitionniste de sa VIOLENCE dans les antinomies réciproques entre écraseurs du “MAL”. Ça tient le haut du pavé et ça fait imprégner par ça les mentalités, dès en bas âge et en exaltant les réciprocités d’intolérances. La profondeur où il faut s’y aventurer pour imprégner les esprits de résistance à cette submergeante contamination par la maladie des mouches EST NOTRE COMMUN PROBLEME, notre incitation à user de notre droit d’association pour RESISTER au mieux »

8 janvier 2003

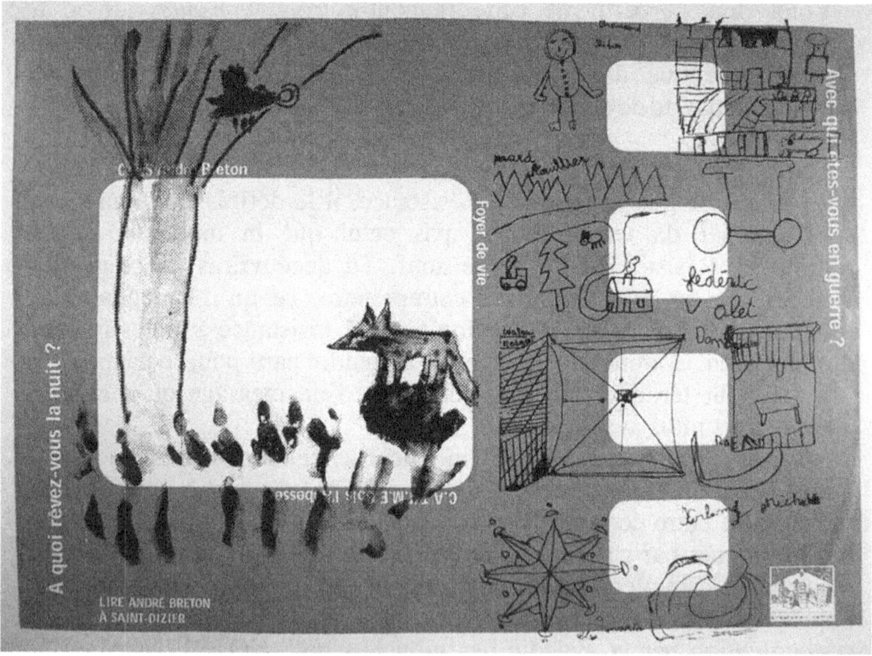

« A quoi rêvez-vous la nuit ? » « Avec qui êtes-vous en guerre ? »
Lire André Breton à Saint-Dizier

Les amis

Lucien Bonnafé, un ami*

Hélène CHAIGNEAU

Hier dimanche 16 mars 2003, Lucien Bonnafé a quitté son corps. La formule qui nous vient de l'Inde m'est devenue si personnelle que je l'emploie sans guillemets. Et je trouve qu'à Lucien, elle va bien.

Très fatigué, s'étant levé, il ne put se recoucher tout seul. On dut l'aider. Peu après, il quittait ce corps couché. Il n'y avait pas longtemps qu'il avait encore écrit une lettre, pour la confier, « urgente », à un porteur. Il était passionnément en relation.

Son épouse dit que sa mort a été conforme à ce qu'il aurait pu préférer à la « dégradation ». En revanche, pour l'in-validité il était bien apprivoisé. Il me disait parfois, au téléphone, « nous autres invalides »… Et suivait quelque considération sur le travail produit par une pensée alerte qui connaît le prix de l'effort physique et le sens méditatif de l'immobilité.

Il était poète, chacun le sait. Troubadour ? Adonné depuis toujours à la blague, comme cette fois où, avec des copains de jeunesse, il avait mimé sa propre mort, le visage masqué de plâtre, et conservé le moule. J'ai sur ma cheminée un exemplaire de ce masque, et récemment j'ai reçu de lui un écrit au dos d'une feuille ainsi marquée. Prédilection pour ce masque immobile renfermant toutes les essences de la jeunesse, de l'intrépide, et le ferment d'une mémoire vivante et agissante, en même temps qu'une disponibilité à l'écouter. Et le

* Texte paru dans *L'Information psychiatrique*, vol. 79, n° 2, février 2003.

troubadour chante, et répète à qui veut l'entendre – mais le veut-on ? – la psychiatre, *sa* psychiatrie, « science de l'écoute et de l'écho ».

Infatigable chercheur d'« oubliettes », pensait-il vraiment que s'y trouvait « l'oubli de ce que nous avions fait avant le Largactil » ?

Voilà un thème que depuis longtemps j'ai souhaité discuter avec lui. A poursuivre sans lui sous sa forme corporelle.

En évoquant les premiers temps du secteur, je pense à notre commun ami Philippe Paumelle, à ses « créations » bien matérialisées dans le 13e, aux discussions avec l'architecte qui faisait pousser un hôpital parmi les arbres de Soisy, et renaît pour moi un souvenir d'un petit épisode avec Lucien Bonnafé. Aux réunions syndicales, lui et moi ne manquions pas d'illustrer nos notes par des graphitis suggestifs. Un jour, Lucien capte mon attention de tout autre façon. Je « ramais » à l'époque, sans aucun succès, pour subdiviser un « secteur » géant en deux ou trois, « gérables » (mon dieu que tout cela sent maintenant le périmé !). Et Lucien me dit : « Moi, à Perray-Vaucluse, j'ai divisé le mien en deux. » Bouleversée par ce gain de cause extraordinaire, je me précipite vers son hôpital, pour... visiter !

Il m'entraîne dans une petite pièce minable, où s'impose un bureau à l'ancienne mode. Lucien tire un tiroir rempli de dossiers suspendus. « Voilà, ça c'est le secteur X » (nom d'un collègue). Puis tirant l'autre tiroir : « Et ça, c'est le secteur Y » (son nom).

Deux portraits de novateurs aux techniques différentes !

Conteur dans l'âme, Lucien m'avait entraînée à rêver.

Il eut moins de succès avec moi quand il tenta de me faire goûter les ivresses de l'ordinateur. « Achètes-en un, c'est un instrument de vieux ! »

De tous ses livres, le dernier[1], celui que je n'ai pas encore lu, n'aurait peut-être même pas pu être écrit en entier, sans cette machine magique.

Mais l'ordinateur ne fait pas tout. Et, plus il avançait en âge et en expérience, plus Bonnafé était critique et rigoureux pour la re-lecture de ses textes.

Pour lui, une ombre a plané sur l'ouvrage qui, si je l'ai bien compris, est pour lui fondamental. Il le considérait bien comme tel, ses notes le prouvent, quand il corrigeait avec grand soin les épreuves. Or, il y a quelques jours, Lucien m'apprenait que son livre avait été imprimé *avant* que pût être utilisé son travail de correction !

---

[1] *La psychanalyse de la connaissance*, Toulouse, Erès, 2002.

Rappelle-toi, Lucien, il ne te restait presque plus d'exemplaires. Il a été convenu que de mon côté je m'en procurerais un, pour te demander ensuite une dédicace.

Tant pis pour les fautes, les coquilles éventuelles. Les notes rassemblées que Lucien m'a envoyées dans son dernier courrier ont l'éloquence issue de ce parcours humain où le commerce philosophique avec un Bachelard ou un Canguilhem a ceci de très précisément original que sa valeur est inestimable : aussi grande que celle du « dialogue sur la pêche à la dandinette », avec cet anonyme souffrant dont Lucien Bonnafé aimait à rappeler l'existence.

Lucien Bonnafé, toujours là, en résistance*

Jean OURY

Lucien Bonnafé, le conteur, le « poète ». Tel le récit de sa rencontre avec « Platon », l'errant, le vagabond, dans les montagnes d'Andorre, un soir. Dans une anfractuosité, il lisait Platon, solitaire. Ils mangèrent des grenouilles qu'il fallait tuer en les assommant sur la roche. Beaucoup d'histoires, de pensées en forme de poèmes. Le plaisir, la joie de nous raconter. Nous l'écoutions, avec Hélène Chaigneau, un soir, lors d'un repas à Saint-Alban. Lui, dont la surdité relativement récente lui permettait de parler en toute tranquillité ! Nous lui faisions des signes d'approbation. Il avait une mémoire prodigieuse, tissée de strophes, de poésies, de textes surréalistes, d'affirmations et de sous-entendus. Et de grande sympathie, de « partage ».

Ce n'est guère possible d'en dire plus. D'autres que moi pourront redire les étapes, les entrelacs, les prises de position en surplomb sur les événements. A travers des déclarations solennelles, on sentait que les stéréotypies du discours masquaient un travail d'élaboration permanent, dans une ligne toujours en avant de soi-même. Sa voix reste là, au cours de cette évocation. Voix grave, explosive, poétique, pleine d'ironies, ponctuée de signes tels que « suivez mon regard », ou « mon maître Gaston Bachelard », voix prise dans les tourmentes de l'Histoire, d'une longue histoire vécue dans la passion, la passion de la vérité.

---

* Texte paru dans *La lettre de Psychiatrie Française*, n° 124, avril 2003.

C'est en 1946 que je l'ai rencontré, avec Julian de Ajuriaguerra et René Angelergues. J'ignorais à ce moment l'existence, éphémère, du groupe Batia, sorte de « Bourbaki » de la psychiatrie, s'articulant avec les élaborations théoriques de la Société du Gévaudan de Saint-Alban, en Lozère ; groupe critique des théorisations psychiatriques, psychanalytiques, phénoménologiques etc. L'hôpital psychiatrique de Saint-Alban fut en effet, pendant la guerre, un lieu exceptionnel de rencontres et de travail collectif. Rencontres de personnalités telles que François Tosquelles, bien sûr, avec Paul Balvet, André Chaurand et Lucien Bonnafé. Travail intense, concrétisant la formation de l'Hôpital, la mise en place, avant la lettre, d'une politique de secteur. Travail concret avec des internes, des infirmiers, puis plus tard, d'autres tels que moi-même, Robert Millon, Roger Gentis, Claude Poncin, Yves Racine et la participation permanente d'Horace Torrubia. Lucien Bonnafé y fut quelques années médecin-directeur. Il a toujours souligné l'aspect fondamental du travail psychiatrique en tant que travail de résistance. Il aimait répéter cette phrase : « De tout ce que j'ai retenu des découvertes freudiennes, l'une des plus fécondes est bien que rien n'est plus chargé de sens que les phénomènes de censure et d'oubli. »

C'est après les journées de Bonneval en septembre 1946, autour de Henri Ey, que fut organisée dans le premier semestre 1947, rue d'Ulm, avec entre autres, Georges Güsdorf et Georges Daumezon, une série de conférences et de discussions. Ce qui me donna l'occasion de rencontrer pour la première fois François Tosquelles et Jacques Lacan.

Je ne peux pas détailler tous les engagements de Lucien Bonnafé dans l'élaboration, la transformation de la psychiatrie, aussi bien dans sa pratique hospitalière que dans la stratégie auprès des ministères successifs. Il vaut mieux se référer au livre extrêmement précis de notre ami Jean Ayme (*Chroniques de la psychiatrie publique, à travers l'histoire d'un syndicat*, Erès, 1995). C'est un texte indispensable pour mieux suivre l'ampleur et la complexité des engagements politiques concrets de Lucien Bonnafé. Soulignons simplement sa participation permanente aux CEMÉA (les stages d'infirmiers, initiés par Germaine Le Guillant et Georges Daumezon) et à la revue *Vie sociale et traitement* ; son élaboration et la mise en place de la politique de secteur ; sa participation au Groupe de Sèvres de 1957 à 1959 ; son apport passionné à la revue *La Raison*, aux rencontres de Bonneval, à la revue *Esprit*, en 1952 (« Misère de la psychiatrie »), au congrès de Tours en 1959, à celui de Marseille en

1964 (avec Louis Le Guillant et Hubert Mignot, développant la notion concrète de *sédimentation*), aux journées de janvier de 1960 dont les textes ont été publiés en 1961 (Editions Sociales) : « 27 opinions sur la psychothérapie », etc.

En décembre 1964, le 19 décembre, Lucien Bonnafé m'avait demandé de participer à une journée avec les infirmiers, à l'hôpital de Perray-Vaucluse, sur la « hiérarchie ». J'y suis allé, naturellement. Il faisait froid, il avait neigé. Je lui avais dit : « Je te parie que je vais décider Lacan à venir participer à cette journée ! – Penses-tu, il ne se dérangera pas ! » En fin de matinée, Lacan arrive. Je les revois encore, tous deux très émus, et d'une façon théâtrale, se prenant dans les bras, dans la cour de l'hôpital. C'était une retrouvaille après des années d'éloignement. Lacan est resté l'après-midi pour discuter avec un groupe d'infirmiers. Enfin ! C'est un souvenir précis, marquant historiquement une reprise, éphémère, d'un contact rompu depuis longtemps.

Il faudrait tout un développement d'histoires concrètes pour situer historiquement cette rencontre. Il est certain que ceci ne peut se comprendre que sur le fond des problèmes d'appartenance au PC. En particulier en corrélation avec les catastrophes provoquées par les effets de l'application de la ligne Jdanov : condamnation de la psychanalyse, puis de la génétique par l'affaire Lyssenko, etc. Comment Lucien Bonnafé avait pu essayer d'infléchir ces mots d'ordre d'une débilité militante qui avaient eu des conséquences monstrueuses et radicales dès avant la mort de Staline le 5 mars 1953 ? Comment maintenir un sérieux d'élaboration scientifique dans ce climat de calomnie et de liquidation chronique de tout esprit critique ? Mais Lucien Bonnafé restait en contact permanent avec la base, avec ce qu'il ne cessait de rappeler depuis toujours : le « potentiel soignant du peuple ». N'empêche qu'il y a eu des effets de dispersion. Ce n'est pas par pure fantaisie que Lucien Bonnafé ne fut pas invité à participer au GT (de 1960 à 1966). L'initiateur de ce regroupement, base de la psychothérapie institutionnelle, était François Tosquelles. Peut-être faut-il y voir une corrélation avec les conflits pendant la révolution espagnole, de l'appartenance de Tosquelles au POUM. Il faudrait beaucoup de temps et d'informations pour mieux situer cette longue histoire.

Plus tard, dans les années 1984, fut organisée à l'hôpital de Ville-Evrard, toute une après-midi, une discussion en public entre Lucien Bonnafé et moi-même. Beaucoup de choses à ce sujet furent évoquées. Passion retenue, affrontement, mais jamais départis d'une base d'amitié profonde. Je lui rappelais, entre autres, ma prise de position en 1948, à propos de ce que j'avais polémiquement appelé la « double aliénation » : bien distinguer l'aliénation sociale, au sens de Marx, de l'aliénation « transcendantale » de la « folie ». Position qui devait me servir pour me démarquer, vingt ans plus tard, des positions naïves et déconcertantes des mouvements de « l'antipsychiatrie ».

Beaucoup d'anecdotes. A souligner aussi sa participation active dans les débuts et les publications de la FGERI, fondée par Félix Guattari en 1965, parallèlement à la Société de psychothérapie institutionnelle. Des textes passionnants de Lucien Bonnafé à propos de l'architecture, de la hiérarchie, etc. Et son livre de 1977, *Dans cette nuit peuplée* (Editions Sociales).

Puis nous nous sommes retrouvés régulièrement, à partir de 1986, aux Journées de Saint-Alban. A ces premières journées, l'affiche annonçant cet événement était composée de haut en bas par la répétition de trois noms : Tosquelles, Bonnafé, Oury. Tosquelles est mort le 25 septembre 1994. Bonnafé le 16 mars 2003. Il n'était jamais venu à La Borde. Sauf à la XIIIe Journée annuelle des Associations culturelles, le 27 mars 1999. Inoubliable !

Voici donc ces quelques évocations rapides, un peu sommaires, que d'autres complèteront. Activité inlassable. Participant de façon passionnée à tout ce qui pouvait s'inscrire pour garder le sérieux d'une entreprise toujours menacée par les positions technocratiques ou médicales simplistes. Souvenez-vous de ses interventions aux Journées de l'AMPI de Marseille, au colloque de Strasbourg qu'il avait organisé sur « l'Extermination » des malades mentaux, de sa passion pour désacraliser l'histoire d'Alexis Carrel, etc.

Après notre dialogue de Ville-Evrard, il me dit ceci : « Sais-tu qu'avec les copains surréalistes, on avait inventé une épreuve : savoir par cœur et dans toutes les directions, toutes les stations de métro de Paris. » Pourquoi pas ! L'ironie et l'humour, empiétant souvent l'un sur l'autre, restaient à la base de toute réflexion : ne pas se prendre trop au sérieux pour sauvegarder au maximum le « sérieux » de notre entreprise.

La disparition physique de Lucien Bonnafé est un événement considérable. Mais il est toujours là, dans l'arrière-scène, et c'est à nous de maintenir dans le concret ce qui n'en finit à pas de se construire, malgré les lames de fond d'un processus de destruction de ce que nous pourrons peut-être encore appeler le « champ psychiatrique ».

Souvenirs...*

Philippe KOECHLIN

Mes premiers souvenirs concernant Lucien Bonnafé remontent à l'année 1949, j'étais alors interne à Ville-Evrard dans le service du docteur Paul Sivadon. Celui-ci avait organisé une Journée de réflexion à laquelle il avait convié des psychiatres qui partageaient avec lui le désir de modifier la situation asilaire et de mettre en pratique la « désaliénation ». II y avait donc là tous ceux qui sont à l'origine de ce que l'on a appelé la psychothérapie institutionnelle qui a débouché plus tard sur la « sectorisation ».

Outre Sivadon, il y avait Balvet, il y avait Follin, il y avait Daumezon et Tosquelles ainsi que Bonnafé. Ce fut pour moi une expérience unique de par la profondeur, la richesse des échanges ainsi que par la chaleur et la conviction qui se dégageaient de cette rencontre. Ce fut aussi le prélude à une période passionnante de l'évolution de la psychiatrie, période dont ces personnages furent les premiers constructeurs. Il s'agissait de concilier les avancées de la clinique qui se jouèrent souvent dans ses rapports à la psychanalyse, avec le retentissement sur celle-ci de la vie relationnelle et sociale ; telle est la perspective dans laquelle se sont placés les membres de ce mouvement dont Lucien Bonnafé fut un chantre si talentueux. Ce rappel est pour moi particulièrement signifiant, au moment où nous venons d'apprendre sa mort. II était le dernier représentant de ce

* Texte paru dans *La lettre de Psychiatrie Française*, n° 124, avril 2003.

groupe fondateur d'un mouvement de « désaliénation » qui a marqué la psychiatrie française de l'après-guerre.

Plutôt que de rappeler ses nombreux travaux, je reviendrai sur quelques éléments de sa vie et de son « personnage » que j'ai pu connaître directement : ce « personnage du psychiatre » auquel il a consacré deux conférences de *l'Evolution psychiatrique*. Qui ne se souvient du talent d'orateur de Bonnafé, de son expression poétique, de sa très belle voix chaleureuse ? Son charisme s'imposait d'emblée. C'était un artiste, sa culture et ses fréquentations dans le domaine de l'art l'attestent.

Dans sa pratique psychiatrique, Bonnafé nouait d'emblée le contact, il savait écouter et se faire écouter. A cela s'ajoutaient, au fil du temps, la constance et l'authenticité des liens noués avec chaque partenaire, avec chaque usager, selon un terme qui lui était cher. J'ai vu, il y a des années, Lucien à Perray-Vaucluse très inquiet pour un patient avec lequel il échangeait des coups de téléphone, pendant que nous déjeunions. Je me suis demandé alors comment il pouvait à la fois être atteint émotionnellement par un patient et disponible pour moi. Il y avait chez lui une force de dépassement, dans un engagement profond, vis-à-vis du travail tant pratique que théorique. Dans son activité politique, on retrouve cette capacité à se dépasser. Lucien, chacun le sait, était un homme de conviction. Communiste « pur et dur », il a toujours gardé un idéal de liberté que l'Histoire n'a pas remis en cause. Son enfance passée auprès de son grand-père psychiatre d'asile, la lutte pendant la Résistance, ses contacts à Saint-Alban avec Balvet et Tosquelles l'ont conduit, en 1945, à être conseiller du ministère de la Santé et, poursuivant le combat contre le renfermement en psychiatrie, à proposer une première ébauche de la sectorisation.

Parler à son propos de militantisme fut certes exact à la nuance près que, si un autre était authentiquement convaincu et sincère, il ne cherchait pas à le convertir mais restait toujours ouvert et respectueux de son avis (fût-il psychanalyste !). Ainsi a-t-il pu, grâce à son action politique, trouver des appuis utiles à une reconnaissance puis à une mise en place progressive de textes officiels visant à rendre aux aliénés une part des droits sociaux dont leur situation et l'enfermement les avaient privés.

La lutte qu'il mena dans ce sens fut lente et objectivement dure. Je voudrais en rappeler quelques moments. Balvet dans un article ancien, repris dans une des dernières *Information Psychiatrique*, nous a rappelé les débuts de Bonnafé pendant la guerre, à Saint-Alban et son activité résistante : ce furent alors les premiers pas vers une action psychiatrique d'intégration des fous dans un milieu social, fût-il lui-même isolé dans un des départements les plus pauvres de France.

Ensuite, conseiller du ministre de la Santé, il ébaucha un programme de « pré-sectorisation » imaginant dans une nécessaire proximité les lieux de soins des malades et ceux de leur vie quotidienne. On ne dira jamais assez que le principe de sectorisation était basé sur la continuité des soins, l'accompagnement par la même équipe à proximité du lieu de vie, le but étant pour le malade de retrouver son autonomie. Pour le ministère, conformément à des conceptions d'experts en démographie et sociologie, la France aurait alors pu être divisée en zones de 200.000 habitants ayant chacune son équipe psychiatrique proche des « usagers » potentiels. Bonnafé, en mettant en avant l'exigence de disponibilité et donc de proximité entre soignants et soignés et entre soignés et entourage social et familial, s'est battu pour que soit divisé par trois le chiffre proposé par les experts. Ainsi le secteur fut-il défini par la suite, revanche de la rigidité administrative, comme correspondant à une population de 66.000 habitants.

En 1950, Daumezon m'avait conseillé, au moment où je préparais ma thèse, de prendre conseil de Bonnafé : je suis alors allé chez lui à Rouen. Il m'a montré tout ce qu'avait représenté la mise en place de son service et m'a, en ce sens, révélé bien des aspects de la psychiatrie que mon expérience d'un premier service à Maison-Blanche ne m'avait pas fait connaître. J'y ai appris comment le service psychiatrique d'un vieil asile avait pu renaître sous l'impulsion d'un psychiatre de la trempe de Lucien. Des soignants anciennement qualifiés en psychiatrie, il n'en avait guère rencontré au moment de son arrivée ! Il avait par contre rencontré des personnes qui avaient le désir de devenir capables d'agir dans le sens d'un renouveau (nous étions peu après la guerre).

Il y avait là un terrain propice à la « désaliénation ». L'enfermement physique mais aussi psychologique, vécu par des camarades résistants, avait entraîné des signes et des bouleversements psychologiques qui ressemblaient étonnamment à ceux de certains patients. Lucien avait trouvé là un terrain pour agir contre enfermement et aliénation, il avait aussi trouvé des gens sensibilisés à cette dimension de souffrance humaine. Ceux-ci ou celles-ci avaient partagé son « vouloir aider » à sortir de cette solitude de prisonnier. C'est ainsi qu'a pu se constituer une équipe de formation réciproque, à laquelle Bonnafé s'est consacré jour et nuit.

Au bout de quelques années de travail à Rouen (Sotteville), Bonnafé a gagné la région parisienne, tenté par l'espoir d'y continuer son activité novatrice. Après un séjour bref à Perray-Vaucluse, constatant les problèmes administratifs du département de la Seine, il préféra, au début des années 70, prendre un poste dans l'Essonne. Il en profita alors pour mettre en place une organisation psychiatrique « à son image », centrée sur Corbeil-Essonnes, en décidant de se passer de lits hospitaliers. Avec son dynamisme coutumier, Lucien Bonnafé mit en place une unité de soins à domicile en lien avec des associations qu'il a su créer et animer. La réalisation pratique de l'intégration des patients et de la population environnante, principe même de sa conception de la psychiatrie de secteur, s'y trouva alors effective. L'hôpital d'Etampes, où étaient hospitalisés les malades de son secteur, n'y trouva pas toujours son compte pour des raisons variées (insuffisance de personnel, sentiment d'être le réceptacle de patients de rebut), contrairement à certains « usagers ». D'autres que moi pourront décrire le remarquable travail mis en place par lui à Corbeil-Essonnes.

A différentes périodes, dans la région parisienne, des psychiatres ont construit d'autres types d'organisation de soin, en lien direct avec la Sécurité sociale pour les uns (Sivadon, à Ville-Evrard), en s'appuyant, pour d'autres, sur les structures administratives tout en établissant des articulations internes (Paumelle, dans le 13e à Paris). D'autres enfin se sont liés directement avec des hôpitaux généraux (les Koechlin à Poissy où le service de soin est proche de l'hôpital mais distinct, de l'autre coté de la rue). Dans tous ces cas, la recherche était la même : suivre les principes de la sectorisation.

Depuis un certain nombre d'années, la recherche thérapeutique s'est orientée de plus en plus vers la pharmacologie. Les travaux sur le fonctionnement chimicophysique des cellules nerveuses ont renouvelé certaines de nos connaissances et de nos possibilités thérapeutiques. Il nous paraît toutefois qu'il existe actuellement un danger à ne pas s'intéresser de façon aussi attentive, scientifique, à la façon dont ces soins sont prodigués et à celle dont ils sont reçus et acceptés. Disons simplement que nous avons connu un patient rebelle à toute thérapeutique tant qu'il s'est vu l'objet d'une intervention par des injections inscrites dans un protocole obligatoire et, pour lui, inhumain. Cet exemple, simpliste et banal dans une pratique quotidienne hospitalière, nous amène à réfléchir sur l'importance de l'environnement psychologique et matériel de la vie personnelle intime de l'autre.

Pour terminer cet hommage à mon ami Lucien Bonnafé, je voudrais rappeler une des dernières réflexions qu'il m'a confiées au moment où nous parlions avec inquiétude de l'évolution actuelle de la psychiatrie médicalisée : « Dans les perspectives biologiques du traitement psychopharmacologique, il n'en restera pas moins que, comme lors des cures de Sakel, les résultats thérapeutiques dépendront autant de la chimie médicamenteuse que des simples effets biologiques du bouquet de fleurs qui, sur la table de nuit, reliera le patient à une vie peut-être passée, perdue, mais ouverte sur un espoir. »

Lucien Bonnafé, le militant*

Jean AYME

En 1977, il prend sa retraite, à 65 ans, en dépit des avantages offerts par le statut d'une poursuite d'activité, mais il reste fidèle aux traditions syndicales. C'est alors qu'il fait paraître son livre *Dans cette nuit peuplée* qu'il m'offre avec cette dédicace : « A Jean Ayme, ami et compagnon de tant de luttes, à l'enseigne d'une fraternité plus forte que toutes les divergences, donc fraternellement. » C'est ce compagnonnage de luttes que je voudrais évoquer en hommage à ce militant exemplaire.

En fait, tout commence bien avant mon entrée au Syndicat. Durant mes années d'internat, en cette fin des années 1940, quatre personnages se détachent de cette galerie de portraits militants, je les appelle les « trois mousquetaires ». Il s'agit de Sven Follin, Louis Le Guillant et Lucien Bonnafé, tous trois membres du Parti communiste français, et de Georges Daumézon, secrétaire général du Syndicat. Lucien Bonnafé, c'est bien entendu d'Artagnan avec son panache et son lyrisme.

Il vient de faire paraître pour *L'Evolution Psychiatrique*, « Le personnage du psychiatre », texte fondamental pour qui s'engage dans la profession. En 1947, il rédige, à la demande de Henri Ey, un texte, « Essai d'interprétation du fait psychiatrique selon la méthode historique de K. Marx et de F. Engels », où il écrit : « Le fait dominant

* Texte paru dans *L'Information Psychiatrique*, vol. 79, n° 7, septembre 2003

de l'histoire contemporaine de la psychiatrie est incontestablement l'avènement de la psychanalyse. » Il fait ensuite un long développement en s'appuyant sur les thèses de Jacques Lacan dans *L'Encyclopédie française*, « Les complexes familiaux dans la formation de l'individu ». Mais deux ans plus tard, par discipline de Parti, il apposera sa signature au bas du texte dénonçant la psychanalyse comme « idéologie réactionnaire au service de l'impérialisme américain ».

Il avait dû également, comme d'autres, probablement à contrecœur, approuver le Pacte germano-soviétique de 1939, ce qui ne l'empêchera pas de s'engager dans la Résistance dès 1940. Reçu au concours du médicat de 1942, il renonce au poste de Sotteville-lès-Rouen, auquel son rang de classement lui donnait droit, pour le poste moins voyant de médecin-directeur de Saint-Alban, perdu sur les plateaux lozériens. Avec Tosquelles, Balvet et Chaurand, Saint-Alban devient un lieu d'accueil et de protection de ceux qui sont poursuivis par le gouvernement de Vichy, dont les plus célèbres sont Canguilhem et Eluard. La lutte pour la survie des malades et la création de la Société du Gévaudan en feront le creuset de la psychothérapie institutionnelle.

En 1945, Bonnafé est détaché au ministère, ainsi que Louis Le Guillant, comme conseiller technique, auprès des ministres des gouvernements tripartites qui se succèdent jusqu'en 1948. Dans le même temps, il combat activement pour la transformation de l'Amicale des médecins des asiles en syndicat. Il est un des douze membres du premier conseil. Marie-Rose Mamelet évoquera cette période où, avec Georges Daumézon, ils hantaient les couloirs du ministère encore en uniforme d'officiers FFI. Aux deuxièmes Journées psychiatriques nationales en 1947, il fait un rapport, « Conception moderne de l'établissement de cure et de réadaptation », où s'ébauche la politique de secteur.

Peu après, par suite du changement de ministre, il cesse ses fonctions au ministère. Il prend alors son poste à Sotteville-lès-Rouen où il retrouve Hubert Mignot. Ils vont impulser un nouvel élan à cet hôpital sinistré où ils s'efforceront d'avoir recours le moins possible à la loi de 1838.

En 1952, son mandat de conseiller syndical arrive à expiration. Il n'est pas réélu. La guerre froide est passée par là. Il n'y a plus de membres du PCF au conseil syndical.

En 1955, Henri Ey décide de prendre en mains les rênes du Syndicat. Il établit une liste de quinze candidats, hétérogène dans sa composition. Il tient beaucoup à la présence de Bonnafé, au-delà de l'amitié et de ses qualités, pour la sensibilité qu'il représente. Comme ce n'est pas un scrutin de liste, Lucien Bonnafé et Philippe Paumelle ne seront pas élus.

Nous allons nous retrouver sur d'autres terrains de militance. Par exemple au groupe de Sèvres et dans les stages CEMÉA que viennent de créer Georges Daumézon et Germaine Le Guillant. Une séquence me revient en mémoire : nous sommes en voiture, elle et Lucien, au retour d'un stage à Joinville, fin octobre 1956. Nous nous arrêtons dans un café : la télévision diffuse des images de la révolution de Budapest, que nous regardons sans échanger un mot. Je l'observe : il est évident que son cœur bat avec celui des insurgés contre les chars venus de l'Est mais il n'en fera l'aveu que bien des années plus tard.

En 1958, à la faveur d'une élection partielle, il retrouve sa place au conseil syndical, non sans mal d'ailleurs. Un collègue avait exigé, devant une profession de foi qu'il jugeait trop « politique », un vote du conseil sur son acceptabilité ! Il restera à son poste pendant près de vingt ans. Période de luttes et de conquêtes, où le discours bonnaféien nous sera souvent d'un grand secours, même si parfois il agace certains qui le jugent abscons. Il lui arrivait de dire : « J'émets en télévision mais ils ont des récepteurs radio. » Langage à la fois dialectique et poétique, il nous tirera souvent d'embarras. Ainsi du moment où nous étions quasi inhibés devant la contradiction de devoir manifester notre opposition au gouvernement, y compris dans la rue, et le maintien de notre fidélité à nos complices traditionnels dans les bureaux du ministère. Il propose la formule « les bureaux et les tréteaux » qui va être adoptée avec soulagement et nous servira désormais de boussole.

Moins heureuses seront parfois la destinée d'autres créations verbales. Pour stigmatiser les collègues frileux qui, à l'heure du secteur, restent confinés dans l'hôpital, il invente le terme d'« hospitalocentrisme ». Ce néologisme a beaucoup de succès. Il sera repris par le ministre Robert Boulin dans les circulaires sur le secteur, marquant le début d'une politique de réduction des lits d'hospitalisation. A Corbeil, à l'instar des débuts du 13e, il crée un secteur « sans implantation préalable », reportant à plus tard l'ouverture des lits, laissant la charge de l'hospitalisation à d'autres.

Se laissant guider par son souffle poétique, il proposera en 1968, quand se discute la réforme de la loi de 1938, une loi avec un article unique : « Il n'y a plus de loi de 38. »

Il est de tous les combats, des moments les plus tragiques, comme la mort d'Yves Bertherat, avec qui nous avions rédigé tous les trois un texte à l'intention des journalistes avides de faits divers impliquant des malades mentaux, aux moments les plus cocasses, où nous nous trouvons tous deux en délégués syndicaux face à Henri Duchêne que le nouveau DGS a désigné pour succéder à M. R. Mamelet après la razzia opérée par Raymond Marcellin, nous privant de nos interlocuteurs habituels, Aujaleu, Jean et Mamelet. Situation absurde, pas même surréaliste, marquée par ce court échange : à « Mon pauvre Henri » répond « Mon pauvre Lucien ».

Dans la lutte pour la reconnaissance de nos fonctions enseignantes, il saura articuler le « fait psychiatrique » avec « le fait universitaire », sans sectarisme mais avec fermeté. Il refuse la dictature de la molécule et rappelle que la disparition de l'agitation est bien antérieure à l'arrivée du Largactil. Il propose la « chimiothérapie d'appoint » face à la mode de la psychothérapie d'appoint. Rigoureux sur le plan des repères historiques, il cherchait toujours ce qui unit et évitait ce qui divise.

Son discours chaleureux et rassurant m'a toujours été d'un grand secours. Henri Ey avait raison. Ce militant du verbe était indispensable à la composition du conseil et du bureau syndical pour lui donner sa pleine efficacité.

Merci Lucien

Faire avec les gens du cru…

À propos de l'implantation préalable

Paul Bretécher

En préambule au témoignage de différents acteurs qui ont participé à l'aventure corbeilloise, à côté ou à la suite de Lucien Bonnafé, il n'est peut-être pas inutile de rappeler brièvement quels étaient les enjeux de cette innovation.

Quand il s'implante à Corbeil, au début des années 70, Lucien Bonnafé a l'ambition d'y développer enfin « le service territorial unifié de protection de la santé mentale », pour lequel, tout au long de sa carrière, il n'a cessé de militer. Pour lui, ce service donnera corps, à ce que l'on nomme alors de manière imprécise « la psychiatrie de secteur ». En contraste avec l'héritage asilaire, le nouveau dispositif de soins devra d'abord s'inscrire dans la vie de la cité, et adopter en principe de travail l'écoute des usagers de manière à traiter leur demande, c'est-à-dire imaginer sans schéma préconçu quelles sont les réponses les plus appropriées à la diversité des situations de détresse subjective.

Ainsi résumé, à plus de trente ans de distance, un tel programme peut nous sembler une évidence, qui, en effet, si l'on en croit les textes et l'air du temps, ne se soucie des usagers ? Qui ne fait cas de leur demande ? Et qui prétendrait enfin que l'hôpital est seul à même de répondre aux situations les plus critiques ? Depuis la loi de 1985 donnant au secteur un statut officiel, la diversité des structures de soin implantées au cœur des villes paraît acquise. Pour autant, si l'on s'attache à suivre l'esprit et la méthode qui présidaient à l'installation corbeilloise, on verra, qu'au-delà du contexte historique précisément daté, où l'expérience a vu le jour, ces forces d'innovation sont toujours d'actualité. Elles gardent encore un potentiel critique y compris à l'égard de ce que l'on pense aller de soi car apparemment réalisé.

Le projet corbeillois est en effet le résultat d'un long parcours. On en connaît les étapes. Pour ne citer que celles où Lucien Bonnafé a assumé la responsabilité de chef de service, il y a Saint-Alban, puis, Sotteville-les-Rouen, Perray Vaucluse et enfin Corbeil. A chaque fois, confronté à une réalité particulière, il a cherché à réaliser son projet de psychiatrie « désaliéniste ». Il le définit de la manière suivante : « aider le patient à assumer le maximum d'autonomie, empêcher l'institution hospitalière d'organiser l'existence dépendante des exclus, aider la société à tolérer dans ses rouages normaux *les mauvais objets* qu'elle contient ». Or ce travail est infini, toujours à repenser, même quand on croit s'être débarrassé des plus criants archaïsmes.

En 1971, Corbeil est pour Lucien Bonnafé un aboutissement en même temps qu'un nouveau départ. En s'implantant dans un lieu qui lui semble alors, à l'est de l'Essonne, un « désert sanitaire », en passant des alliances avec les politiques en place, Roger Combrisson en particulier, il se donne des garanties. Il prend son indépendance des tutelles asilaires, et conduit son action avec ceux qui sont prêts à soutenir une psychiatrie qui ne dissocierait pas la prévention des soins. Le texte intitulé « Exposé des motifs de ma candidature au poste de psychiatrie de secteur à Corbeil », écrit en 1970, résume son cheminement depuis la Lozère en guerre jusqu'à la banlieue parisienne. En deux mots :

• A Saint-Alban s'est effectué un premier décentrement : désenclavement de l'asile en direction des habitants du cru sans lesquels, aucune survie, aucune résistance n'eût été possible. C'est avec Tosquelles l'époque héroïque de la « géo-psychiatrie ».

• Sotteville est l'étape d'une reconstruction prospective : l'asile a été détruit par les bombardements ; de nouvelles équipes sont arrivées. La reconstruction de l'hôpital est l'occasion de l'insérer dans un champ thérapeutique plus vaste, préfiguration du secteur, de manière à disséminer les fonctions qu'il centralisait et ainsi réduire son hégémonie et ses effets pathogènes. L'expérience sera féconde tant au plan clinique qu'institutionnel (on en trouve témoignage dans le rapport sur la chronicité écrit avec Le Guillant et Mignot). Mais le poids des structures administrativo-corporatives limitera l'innovation. Dans les années 50 la mixité des services hospitaliers n'est pas encore acquise. Lucien Bonnafé devra donc renoncer au projet de psychiatrie générale qu'il avait anticipé.

• Perray Vaucluse sera la dernière tentative d'« extraction » du corps du monstre hospitalier ou de déconstruction *in situ* du modèle asilaire post-haussmannien. L'enjeu est de taille : orienter une fois encore la prééminence du service vers le territoire desservi, en l'occurrence le IVe arrondissement de Paris. C'est une bataille contre l'exil des fous qui est, à cette époque un trait commun de la psychiatrie parisienne. L'article « Un château en Espagne », publié en 1967 dans la revue *Recherches*, raconte ses longs combats au contours kafkaïens afin de surmonter toutes les résistances liguées contre un pareil changement.
Il en tirera une leçon radicale, affirmant son projet d'implantation préalable, c'est-à-dire faire à l'envers de ce qui prévaut jusque-là classiquement : « L'hôpital psychiatrique élargit le champ de ses activités et se prolonge dans la collectivité par ses services extrahospitaliers. » A l'inverse, il choisira d'installer d'abord « l'équipe médico-sociale qui se charge de l'ensemble des problèmes psychiatriques et considèrera l'hôpital psychiatrique comme un instrument parmi d'autres pour accomplir sa tâche ».

Corbeil sera donc le cadre de ce nouveau chantier. On connaît la suite : l'ouverture d'un premier lieu de consultation à la Poterie, puis le déplacement dans le préfabriqué des Mozards, pivot de l'équipe et lieu d'accueil à la journée, la répartition des soignants en quatre sous-secteurs correspondant à quatre quartiers existants et le travail avec les institutions de la ville, l'hôpital, les écoles, les centres sociaux et culturels, les médecins généralistes et les assistantes sociales de circonscription.

Plusieurs témoignages rappelleront ce que fut en pratique cette implantation légère dont la disponibilité et la mobilité étaient peut-être les caractéristiques les plus remarquables. Corbeil était alors à l'avant-garde. Mais cet avant-gardisme était plus qu'une simple modernisation. Ainsi, en décidant d'inscrire la psychiatrie dans la vie de la cité, Lucien Bonnafé avait plusieurs objectifs en tête. Tout d'abord rendre l'équipe facilement accessible, alors que les asiles étaient toujours relégués aux confins. Evidence : la proximité favoriserait l'usage, avec pour conséquence le côtoiement de ceux qui sont soignés et de ceux que la folie indispose. Si bien que le choix de cette présence soignante au cœur de la ville, sans banaliser le fait pathologique, obligerait chacun à le considérer autrement. Mais, d'autre part, on connaît la constante hostilité de Lucien Bonnafé à la loi de 1838 qui régissait les procédures d'internement. Etre partie prenante de la vie de la cité sera alors aussi, très concrètement, un moyen d'intervenir sur les mécanismes en chaîne qui trop souvent, par peur ou par défiance, et faute d'autres alternatives, conduisent à ces mesures autoritaires.

Témoignage de cette implication : Lucien Bonnafé sera conseiller municipal de la ville jusqu'en 1977, et dans le même mouvement, il réunira en conseil de secteur tous les partenaires (politiques, médecins, administrateurs...) concernés par une politique de santé mentale à échelle humaine.

Et quand Lucien Bonnafé parle de construire un service dont « l'usager serait au centre », il faut comprendre cette prise de position comme un propos politique qui subvertit encore aujourd'hui les représentations communes. Ainsi, lorsque actuellement dans un souci louable de modernisation on évoque « l'usager », qui est désigné par ce terme ?

Chacun s'accorde à dire que c'est celui qui reçoit des soins. C'est donc en quelque sorte le client du service, coupé de son environnement, engagé dans une relation de service personnalisée (Goffman) que cette relation soit duelle ou avec une institution. Il vient pour un problème tout à fait défini, facilement objectivable, attend qu'on lui porte remède et repart une fois traité plus ou moins satisfait selon ce qu'il a reçu. Or, est-ce ainsi que les choses se passent ? Quelle est la réalité de cette représentation fonctionnelle de soin, plutôt « repario-centrique ».

Dans un texte savoureux, intitulé « Questions pertinentes et impertinentes sur l'usager » (*Dans cette nuit peuplée*), Lucien Bonnafé nous rappelle à quel point une part d'imaginaire social infiltre toujours les échanges et les rencontres, les attentes et les requêtes, les plaintes et les appréciations. L'usager n'est pas seulement le sujet passif d'un traitement ou le consommateur d'une prestation. Il a plusieurs visages et de multiples voix. Qui est par exemple l'usager du train ? Celui qui le prend quotidiennement ou celui qui se déplace surtout en automobile, râle dans les embouteillages, mais décrète, au cas où il serait un jour usager de la

Sncf, que les trains doivent forcément arriver à l'heure ? Ou encore : « qui est usager des pompes funèbres, le mort ou sa famille ? » ou encore : « A quel âge de la pyramide des âges la proportion des usagers de l'école se restreint-elle ? » Et il conclut : « Qui donc est l'usager, qui peut parler en son nom, à qui et en quels termes pour fonder un service cohérent ? » Autant dire que virtuellement, n'importe qui est « usager », qu'il le revendique ou non.

Ce n'est qu'une question de circonstances, selon ce qui pousse chacun, s'agissant du secteur psychiatrique, par exemple, à répondre un jour à la question : à quoi sert un service de santé mentale ? Le problème n'est donc pas de définir dans nos nomenclatures une catégorie « usager » dont la parole aurait un poids particulier. Il est plutôt d'être à l'écoute de toutes les voix. Ainsi, le « fou » est usager, même quand il formule ses plaintes sur le mode du délire, sa famille l'est tout autant, mais aussi les voisins qui appellent les pompiers à la rescousse, de même que les institutions qui, régulièrement, sollicitent le dispensaire, et enfin les politiques embarrassés par des conflits troublant l'ordre public, dont les motifs dépassent l'entendement.

A ce titre, l'hôpital général, institution gestionnaire du secteur est aussi un de ses usagers. Il est tout à la fois demandeur et administrateur. Comme les autres, il attend des réponses, mais, ne peut définir à l'avance quelles seront les solutions les plus appropriées.

Cette position est réaffirmée encore s'agissant de la « demande ». On connaît le succès du mot dans ses différentes acceptions, énoncées comme autant de lignes de conduite : l'attentisme rivé à l'éventuelle demande d'un patient qui n'en peut mais, ou l'interventionnisme à l'égard de celui dont la rumeur suppute une once de dangerosité. Pour Lucien Bonnafé, il n'y a pas à choisir entre l'un ou l'autre de ces stéréotypes. Le service public est par définition ouvert à tous. Son savoir faire se révèle à sa capacité de traiter ce qui émerge dans le brouhaha. Aucune demande n'est irrecevable ou insignifiante. Aucune n'a valeur de dictat.

Comme l'indiquent les citations précédentes, la position dévolue au soignant le situera à la fois comme praticien, comme intercesseur, mais aussi comme chercheur militant. Praticien, il sera interprète de zones d'ombre que chacun porte en soi. Intercesseur, la pertinence de son intervention sera corrélée à sa capacité d'ouvrir un espace de dialogue et de confrontation avec tous les « usagers ».

Enfin, chercheur militant, il devra découvrir sans préjugés quels sont les dispositifs spécifiques ou non requis pour répondre aux besoins. Car l'implantation préalable implique aussi par principe une sorte de non savoir, riche paradoxalement de tout l'enseignement engrangé dans la déconstruction de l'aliénisme.

Sur tous ces plans, le travail s'annonçait passionnant mais ardu. Car la folie n'est pas que le symptôme de l'usager typique. Il y a aussi les folies sécuritaires qui ne cessent de pousser à l'enfermement. Les folies administratives qui codifient les besoins et les protocoles censés les résorber. Les folies économiques qui indexent la qualité des soins aux bénéfices engrangés.

Le pari de « l'implantation préalable », fidèle à l'esprit de la « géo-psychiatrie » des origines, était sans doute de postuler que quiconque peut devenir un interlocuteur quelle que soit la folie qui l'habite. Il supposait que la réponse aux besoins repérés serait le résultat des alliances nouées avec la population et ses représentants. C'était un moyen de traiter les questions de santé mentale sans dissocier l'aspect technique du soin de ses fondements philosophiques et politiques, qui, seuls, lui donnent sens et humanité.

Trente ans après le début de l'aventure, et alors que l'on considère cette phase d'exploration achevée depuis longtemps, il est peut-être bon de garder à l'esprit ces préceptes de Lucien Bonnafé qui ont définitivement marqué nos conceptions de la pratique.

Lucien Bonnafé fut mon maître

Roger COMBRISSON

Désaliéniste, né psychiatre, les mots les plus lourds utilisés depuis son décès attestent que l'éminente personnalité de Lucien Bonnafé va laisser dans l'institution asilaire une empreinte indélébile de rénovation. Nous avons vécu à Corbeil-Essonnes une riche expérience à propos de laquelle je veux lui rendre hommage.

C'est vers 1970 que le Docteur Demay alors médecin psychiatre à Soisy-sur-Seine au titre du 13e arrondissement de Paris me fit faire la connaissance de Lucien Bonnafé alors psychiatre à la direction de l'hôpital de Perray-Vaucluse qu'il désirait abandonner.

Nos premiers échanges furent pour moi une véritable révélation, au sens quasi religieux du mot. Je découvris d'un seul coup la profondeur de ses recherches et sa volonté de les mettre en œuvre. Je lui donnai mon adhésion immédiate pour l'aider à la mesure de mon engagement public. L'inculte que j'étais en matière de psychiatrie se mit à découvrir Lucien Bonnafé et l'ampleur humaniste de la désaliénation, puis à comprendre les bases de la sectorisation, la mise en œuvre de ce qu'il a appelé « le lien thérapeutique sans catégorisation de lieu » ou encore sa dénonciation (je le cite aussi) des « clivages, césures, antagonismes entre *intra* et *extra* comme freins », voire comme opposition à la réalisation de ce qu'il définit comme « l'inauguration » par lui-même (je le cite encore) de la « stratégie d'implantation préalable de l'extrahospitalier avant l'intra, l'objectif étant de réaliser l'instrument hospitalier d'ensemble, après, mais aussi rapidement que possible ».

Or, il a fallu trente ans, ajoute-t-il, au cours desquels il fut aussi extra, comme Maire de Sotteville-lès-Rouen au lendemain de la Libération ou conseiller municipal à Corbeil-Essonnes de 1971 à 1977.

Il considéra l'expérience de Corbeil-Essonnes comme démonstrative (je le cite toujours) de la « symbiose entre innovations dans les collectifs soignants et coopération extra » avec une municipalité très coproductrice (c'est son mot) et des confrères de toutes les disciplines à l'hôpital général ainsi qu'avec la DDASS ou avec le ministère où il lui fut dit : « Ce que vous avez fait de bien, vous l'avez fait hors la loi. »

A Corbeil-Essonnes, cela s'est appelé Les Mozards. Lorsque Lucien Bonnafé démissionna de l'Assistance publique, il vint s'installer familialement à Corbeil-Essonnes dans un logement HLM. La municipalité lui procura également deux logements HLM successifs pour implanter l'activité du psychiatre et de son équipe, puis nous obtenions une subvention de 500.000 francs du Conseil général de l'Essonne pour construire un bâtiment préfabriqué au lieu-dit Les Mozards, utilisé jusqu'à l'acquisition par le Centre hospitalier de la propriété située rue du 14 Juillet.

C'est dire combien son emprise fut prégnante, combien son engagement fut déterminant pour nous conduire à ce stade de la réalisation d'une politique d'expression publique sur la psychiatrie à un point tel que l'installation des Mozards fut aussi l'objet d'une dénonciation par la municipalité d'une pétition de riverains du quartier stigmatisant l'implantation d'un lieu de fous – disaient-ils – dans leur environnement vital. J'avoue avoir vécu à cet instant une séquelle de ce que Lucien Bonnafé m'avait appris dans mon éducation, sur « l'extermination douce » des 40.000 malades mentaux dans les hôpitaux psychiatriques du régime de Vichy.

Et après cet épisode, je ressentis encore avec plus de profondeur la détermination inébranlable de Lucien Bonnafé en me référant à sa définition originelle de la psychiatrie de secteur qu'il appelait, pour mieux affirmer sa volonté désaliéniste, « psychiatrie nouvelle » ou « antipsychiatrie ».

Il s'y engagea fortement en 1950 lorsque fut créé un poste de psychiatre départemental de Seine et Oise, création qu'il jugeait aberrante, mais sa candidature fut bafouée. Après diverses autres tentatives il y eut Perray-Vaucluse qu'il abandonna après un projet tendant à réaliser un Hôpital psychiatrique de 2000 lits. Il le fit avec un humour caustique en 1966 en rédigeant une note à la Société médicale des hôpitaux psychiatriques qu'il appela : « Déclaration de non candidature à la commission technique ». C'est à ce moment qu'il commença à regarder du côté de Corbeil-Essonnes où le poste du secteur de Corbeil fut mis régulièrement au choix et où il y fut admis.

Mais il faut encore aller plus loin en arrière pour mesurer l'immense valeur de l'Homme, sa précocité et sa dimension culturelles, la profondeur de son humanisme.

En 1930, à l'âge de 18 ans, il s'oriente vers la psychiatrie en s'intégrant au mouvement surréaliste. Fils de médecin, il devient interne hospitalier. Il fait la connaissance de Breton, Aragon, Eluard, Bunuel, Artaud, etc.

En 1943 il devient directeur de l'hôpital de Saint-Alban où il se rendit longtemps en pèlerinage et duquel il avait fait un lieu mythique du mouvement désaliéniste fréquenté, comme le relate l'historienne madame Roudinesco, à la fois par les surréalistes et le groupe de l'évolution psychiatrique et où il forgea ses convictions de psychothérapeute institutionnel.

Comme membre du Parti communiste français auquel il adhéra en 1935, il combattit la ligne dite « stalinienne » d'opposition à la psychothérapie. Il fut un communiste exemplaire. La population de Corbeil-Essonnes lui doit beaucoup. J'en témoigne.

Pendant l'accomplissement de mes responsabilités publiques, il fut pour moi une référence constante. Je tiens à lui rendre un hommage aussi respectueux qu'affectueux. Il m'a appris l'humilité. Je suis fier d'avoir été en quelque sorte, son intendant studieux, car il fut mon maître.

Concertation tous azimuts

Jean MARQUEBIELLE

Lorsque Lucien est venu nous rejoindre dans l'équipe des élus du conseil municipal, nous avons travaillé ensemble sur les questions de Santé publique, en général. EMP, CMPP, Centre de santé municipal et l'hôpital.

Mes responsabilités municipales m'ont conduit, avec Roger Combrisson à la Commission administrative de l'hôpital devenue aujourd'hui le Conseil d'administration.

Dans mon activité de militant syndical, j'étais aussi administrateur de la Caisse primaire de Sécurité sociale de l'Essonnes. Pour accompagner Lucien dans son projet, le technicien des PTT que j'étais a dû assimiler ce que tout un chacun devrait bien retenir de certaines évidences, telles que celles-ci :

• L'Homme est unique ; en conséquence la société est diversifiée, les hommes sont compartimentés dans leur secteur, ils épousent les corporatismes générateurs d'étroitesse.

• Autre évidence : l'homme vit en équilibre instable sur ses trois composantes fondamentales : physiques, psychiques et sociales. Par accident, maladie ou vieillissement, ces trois composantes, séparément et collectivement se dégradent par interférences.

Si l'équipe de psychiatrie établit des diagnostics, à elle seule, elle ne pourrait pas tout faire, du côté du social et du physique.

Il faudra rechercher, voire susciter des partenaires divers et complémentaires, chercher divers financements, penser à ordonner l'action dans un périmètre et auprès de chaque personne prise en charge. C'est dans cette perspective que Lucien Bonnafé avait imaginé la rencontre des partenaires concernés autour d'une même table ; ainsi naissait le « Conseil de secteur » de Santé mentale.

Il imaginait l'obligation d'organiser des concertations et d'inviter les parties concernées en donnant au maximum la parole aux représentants de l'usager. « La qualité des services rendus, l'efficacité du travail de santé mentale sont fonction du taux d'intéressement de la communauté desservie », disait-il.

Il voulait convaincre sur un territoire déterminé les personnes qui symbolisaient l'écoute de tous :

• les services de tutelle de l'Etat

• toutes les structures de la Sécurité sociale : Caisse régionale, Caisse primaire, CAF, Caisse vieillesse...

• les élus du département

• les cadres administratifs du Conseil général

• les élus communaux

• les cadres administratifs des communes

• les coordinateurs d'Action sociale

• les associations prestataires de service

• les associations de malades

• les représentants syndicaux de personnel.

Ainsi, tous ensemble, le même jour, à la même heure, dans un même lieu... on pourrait réaliser la connaissance et le partage de l'objectif recherché, démarche désaliénante pour l'équipe et le malade, et soulageant l'entourage de celui-ci.

Paul Langevin disait : « La pensée précède l'action. » Gagner la confiance de tous en les intéressant en les impliquant c'était permettre d'ouvrir sur la collecte des financements nécessaires basés sur la compréhension de l'intérêt général.

Lucien rappelait de temps en temps : « Il n'est pire ignorant que celui qui ne veut pas savoir, il n'est pire sourd que celui qui ne veut pas entendre ! »

Le renouvellement constant des participants, en fonction de leurs statuts, obligeait Lucien et son équipe à se répéter inlassablement. Le bénéfice de cette démarche a entraîné l'insertion des médecins psychiatres au sein de la Commission médicale consultative (CME) découvrant, à leur tour, le secteur de Santé mentale des Mozards.

On retrouve cette expérience, dans notre département de la part du Docteur Tony Lainé envers les handicapés, ainsi que du Docteur Marie-France Maugourg en gérontologie (gériatrie), tous deux reconnus de réputation nationale, voire internationale, faisant de l'Essonne un département pilote.

En conclusion, permettez-moi de vous rappeler quelques réflexions qu'il m'adressait en terminant une note d'avril 1984 : « Une question décisive serait bien celle-ci : comment aider la main-d'œuvre de cet aliénisme à déjouer les pièges des réactions d'auto-défense institutionnelle ? »... et à percevoir que son avenir est dans une mutation qui est aussi une promotion, quant au niveau des nouveaux services à assurer. Avec cet aspect déterminant que, sur ce terrain, l'engagement de l'opinion publique coule de source, avec le soutien actif d'instances authentiquement fidèles à leur vocation de « représentants du peuple ».

Un combat institutionnel permanent

Bernard CAMPENS

N'ayant rien préparé, comme d'habitude, mon propos sera forcément de réaction à tout ce qui s'est dit et sur lequel je suis d'accord. Ceci étant, j'entends tout le monde parler de l'expérience corbeilloise et des Mozards et d'eux seulement. Il convient donc de préciser :

• Que l'action de Bonnafé ne s'est pas cantonnée à un seul secteur qui serait celui de Corbeil-Essonnes. Son action, que j'ai faite mienne, a porté sur l'ensemble des secteurs rattachés au CHCE et sur l'ensemble de la population s'adressant à l'hôpital. Cette action était globale et portait sur : quatre secteurs de psychiatrie générale (Corbeil, Ris-Orangis, Vigneux et Yerres) et un secteur de psychiatrie infanto-juvénile (Evry), sur les relations avec l'Hôpital psychiatrique départemental (le CPBD, Centre psychothérapique Barthélemy Durand), sur l'intégration de la psychiatrie à la politique de l'Hôpital général.

• Qu'un secteur tout seul est condamné soit à n'être qu'un service de l'Hôpital général auquel il est rattaché soit à suivre la politique de l'Hôpital psychiatrique départemental. Dans tous les cas la spécificité de la psychiatrie disparaît. Un secteur ne vit qu'en relation avec d'autres secteurs dans le cadre de l'hôpital général.

Il est évident que cette lutte pour la spécificité de la psychiatrie dans le cadre de l'Hôpital général nous a valu beaucoup de réticence venant soit des Hôpitaux généraux relativement peu prenants de la psychiatrie, soit des Hôpitaux psychiatriques qui voyaient d'un mauvais œil échapper leur raison d'être. Ces derniers avaient tout essayé et la teneur des propos d'un infirmier psychiatrique était à cet égard très symptomatique. Ces propos consistaient à demander que l'on laisse les infirmiers psychiatriques tranquilles et qu'ils continuent leur travail comme avant...

Que devient le malade ?

Il est manifeste que toute cette action, que tous ces propos amenaient des discussions approfondies avec la municipalité, l'Hôpital général, les autres psychiatres, les directeurs, et toutes les institutions s'occupant de la santé.

Jamais Lucien Bonnafé ne s'est dérobé à une seule de ces discussions.

Transmission

Jean CARPENTIER

Je connais Lucien Bonnafé depuis toujours. Il est de la génération de mes parents. Je crois que c'est à Corbeil que je l'ai connu physiquement, mais c'était comme si je l'avais toujours connu.

Comme mes parents, il avait vécu la grande aventure du bolchevisme à laquelle j'avais adhéré dès mon âge le plus tendre, par simple scissiparité. Mais comme on le sait, l'aventure s'avéra progressivement illusoire au fil des années 1950. Pour nous autres militants de la cause prolétarienne, les guerres coloniales et les menaces de retour du fascisme qu'elles faisaient planer ne nous invitaient guère à la mise en question de notre camp. Il fallut attendre les années 1960 pour que les esprits s'éveillent.

En ce qui me concerne, je n'étais pas des plus lucides mais j'avais deux atouts :

• Une haine féroce de l'horreur et de l'injustice qui me venait de la guerre et du massacre de quelques-uns (et unes) de ma famille, et aussi de la manière dont j'avais vu traiter les Algériens depuis le massacre de sept d'entre eux autour de moi (qui était blond) le 14 juillet 1953 sur la place de la Nation à Paris…

• Mon deuxième atout c'est que je n'étais pas un dirigeant politique et que c'est à travers mon métier que je voulais être politique… Pour aller au plus court : les problèmes de pouvoir ne m'intéressaient guère, sinon ceux du pouvoir sur ma vie…

Autant dire qu'en 1968 j'étais tout entier de la fête. Deux ans auparavant j'avais été vidé du Parti communiste pour une maladie grave, déviationnisme de gauche et de droite. J'étais irrécupérable. En vérité, je n'ai jamais été autre chose que communiste, une vieille espérance toujours mise en cause par ce que sont les êtres humains et qui date de la plus haute Antiquité (voir Rousseau à propos de la démocratie).

C'est en 1968 que je me suis installé à Corbeil avec la très simple idée de vivre avec les gens. Je dois cette occasion à Bernard Chemelny que j'avais remplacé pendant l'été au Centre de santé ; nous avions imaginé ensemble un réseau de professionnels installés dans la ville et travaillant en étroite collaboration avec le Centre de santé et l'Hôpital... Je crois que Roger Combrisson, de sa place, avait parfaitement compris l'objectif du projet. Autant dire que Lucien Bonnafé et le secteur qui démarre rue de La Poterie, c'est Byzance !

Que dire de mes relations avec Lucien Bonnafé ? C'est vrai que l'époque était folle, et moi itou. Cela ne devait pas être facile pour lui d'accepter ce cinglé et son déguisement d'époque sans concession : cheveux longs, pantalon de velours orange, gilet afghan... Mais papa regardait et prenait les choses en l'état (contrairement à mes parents avec lesquels la guerre était dure).

Quand j'ai eu cette fabuleuse histoire du tract « apprenons à faire l'amour », un gag local qui s'est transformé en une grande affaire nationale, il m'a exprimé son désaccord. De même que Bourguignon à Créteil. Mais, je crois tout de même me souvenir que lorsque j'ai été suspendu pendant un an par le Conseil de l'Ordre, il a protesté.

Quelques années après, dans une affaire qui concernait un prisonnier en semi-liberté, il m'avait défendu : j'avais poussé ce garçon à regagner la prison à l'aide d'un certificat dit « de complaisance » ! Je le voyais mal filant dans la forêt de Sénart alors qu'il purgeait une petite peine pour bagarre dans un bistrot...

Je ne vais pas parler ici de ce gag un peu raté que fut l'occupation de l'hôpital de Corbeil. M. Campens doit en garder souvenir et nous en parlerons peut-être en privé...

En vrai, après votre invitation, je me suis dit que je n'avais rien à dire sur « l'œuvre » de Lucien Bonnafé. Je l'ai toujours vécu, lui, comme un frère aîné (ou comme un père, si vous préférez), comme quelqu'un d'ouvert et de présent dans l'histoire.

Il m'est venue une idée un peu douloureuse : contrairement à l'avoir, l'être ne se transmet pas. Ceci n'est pas complètement lié à la date de notre entrée dans l'Histoire. L'être, c'est difficilement raisonnable, c'est une affaire de résonance infini-causale, de sensibilité commune, c'est une histoire d'amour, de confiance réciproque, sans coup de foudre aussi violent que fragile, etc.

A la différence de l'avoir, l'être ne se transmet pas. Je peux passer à mes enfants, à mes amis, un bien, voire une connaissance. Mais je ne leur passerai pas, à coup sûr, ma personnalité... Ceci pose un grave problème pour l'éducation des générations qui viennent ; qu'il s'agisse de médecine ou de n'importe quoi d'autre, à une époque où l'avoir domine.

Et pourtant l'être a, lui aussi, un pouvoir d'engendrement. Et c'est ainsi que tout à coup nous nous retrouvons mettant nos pas dans ceux de nos aînés, reproduisant leurs manies, leurs petitesses, leurs grandeurs, leurs particularités.

Me promenant seul, il y a deux ou trois ans, à la fête de l'Humanité, je tombe sur Lucien Bonnafé dans une discussion. C'était comme si on s'était vu la veille, et j'ai participé au débat comme si de rien n'était.

Au cabinet médical, de temps en temps, je colle des textes sur les murs de la salle d'attente, ou encore, dans le bureau, j'offre à un(e) patient(e), la photocopie d'un texte ou d'un poème qui, à mon sens, correspond quelque peu à sa problématique. Que fais-je qui soit différent de Lucien Bonnafé qui, ouvrant un tiroir, sortait un texte correspondant à la discussion que nous venions d'avoir ?

En reconnaissance à Lucien Bonnafé

Jean-Michel FRITZ

Au « lever de rideau » de cette journée de réflexion et en préambule à vos travaux, il me revient d'évoquer Lucien Bonnafé dont le personnage et l'œuvre nous convient ici aujourd'hui, à l'invite de ce principe commun qui lui tenait à cœur : « Ce qui doit nous rassembler, c'est l'engagement, dans la résistance à l'inhumanité. » Et nous lui rendons tous l'hommage unanime d'avoir su l'incarner et l'agir avec tant de pertinence et d'exemplarité.

Je veux aussi souligner la reconnaissance que la population de notre ville doit à ce pionnier du désaliénisme, qui a laissé, en héritage, cet outil de santé particulièrement remarquable qu'est le secteur de psychiatrie de Corbeil, fondé par ses soins voilà plus de trente ans.

Oui j'applaudis à ce legs considérable et anti-modèle du monde de la mise à l'écart de l'homme proscrit où, écrivait-il, « on parque les fous aussi loin que possible du monde des vivants ». J'applaudis à la réussite de cette œuvre inscrite profondément dans le quotidien de notre ville et bien insérée parmi les cheminements de ses habitants.

Le personnage de Lucien Bonnafé ne manque pas d'épaisseur et l'homme est passionnant. Ses racines plongent dans la mémoire et la lumière de ces terres occitanes qu'il aimait évoquer, terres aimables de rudes traditions, terres d'hérésie et d'inquisitions.

Lui, inscrivant ses pas dans ceux d'un grand père aliéniste contestataire, sera de la lignée des indociles.

Par-delà l'humain potache, toute sa vie, il est resté fidèle au surréalisme et à la proclamation de Lautréamont « la poésie doit être faite par tous et non par un », ce « tous » incluant pour cet amateur d'art « les œuvres exécutées par les malades mentaux ». Parmi eux, Séraphine de Senlis victime de « l'extermination douce » sous l'Occupation et dont la mémoire ne cesse de le hanter.

Ainsi écrira t-il, avec Jean Demay, dans l'incipit de son livre *Dans cette nuit peuplée* ces quelques lignes fulgurantes en sa mémoire :

l'image
qui annonce la couleur de ce livre est
L'ARBRE ROUGE
de séraphine louis dite
SERAPHINE DE SENLIS :
née le 2 septembre 1864
carrière de servante
s'adonne à la peinture
de 1905 au 1er février 1932
date de son internement
à l'hôpital psychiatrique de clermont d'oise
là, elle écrit « ...on ne travaille pas à l'art
dans ces établissements,
ça ne représente pas ma profession
Ni mon genre de caractère »

Le 28 décembre 1941
on note les symptômes de carence.
de la pathologie concentrationnaire
en 1942
« cueille de l'herbe pour la manger la nuit »
et « mange des détritus »
comme les internés y étaient alors contraints.

elle meurt le 11 décembre 1942
l'une parmi les 40 000 « fous » et « folles »
qui furent alors exterminés
dans les hôpitaux psychiatriques français
par la faim et le froid.

En 1971 en profonde connivence et complicité avec le maire de Corbeil-Essonnes, Roger Combrisson, il y fonde le secteur de psychiatrie. Cet homme du sud est séduit par notre ville de bord de fleuve et va l'adopter en lui témoignant un réel attachement. Il en a une connaissance familière, intime, je dirai tendre.

En témoignent ces quelques traits d'encres vives tracés de sa main :
« A Corbeil qui ne serait pas Corbeil sans la familiarité des tourterelles, drainées par le cours de l'Essonne vers le débouché des blés de Beauce, dans la Seine, j'ai vécu l'adhésion enthousiaste... A Essonne, j'ai ressenti la nostalgie de l'ancienne rivière où l'on se baignait jadis où l'on pêche encore... d'Essonne à Corbeil, les bords d'eau, jardins qui joignent la maison à la rivière...
Images d'une harmonie où ne manque pas l'animal – oiseau, papillons ou libellule en souvenir d'Alfred Jarry, qui, par le clapotis des carpes nourries à Fontainebleau, a des voix meurtries de baisers dans l'eau. »

Voilà le paysage qu'il s'était choisi pour mener, infatigable son combat au service de l'utopie de son projet humaniste de santé mentale, y faire œuvre et équipe.

Au printemps de l'année 2003, il nous a quittés mais ici l'œuvre et l'équipe sont toujours au travail c'est le plus bel hommage qui puisse lui être rendu.

Pour conclure, permettez-moi de vous souhaiter une poursuite féconde de vos travaux tout au long de cette journée, parce qu'il importe et qu'il s'agit bien, comme il l'a écrit « d'une mobilisation incessante pour aider les hommes avec toujours plus d'efficacité à améliorer toujours leurs capacités de régler eux-mêmes leurs problèmes, de soigner leur vie, de faire respecter leurs droits, d'accomplir leur besoin de changer leurs besoins, de disposer toujours plus librement de soi ».

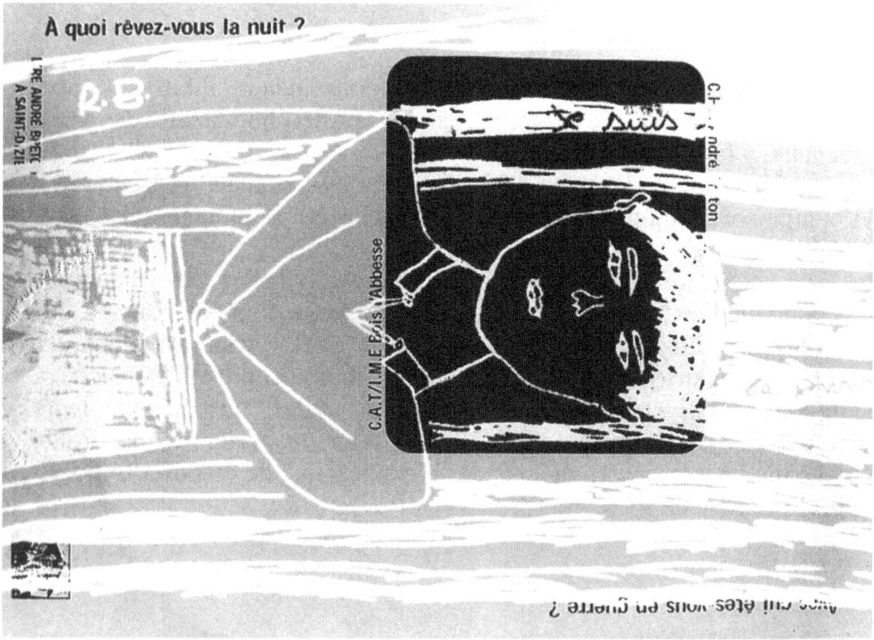

« A quoi rêvez-vous la nuit ? » « Avec qui êtes-vous en guerre ? »
Lire André Breton à Saint-Dizier

A vous de jouer…

Actualité de la pensée de Lucien Bonnafé

Franck CHAUMON

« ENFANT, JE T'AI DONNÉ CE QUE J'AVAIS, TRAVAILLE »

Pour ma part je plaide pour une lecture des écrits de cet homme de parole. Quelques-uns sont très connus, d'autres beaucoup moins, mais beaucoup méritent d'être aujourd'hui travaillés, pour faire retour à une pensée extrêmement originale et radicale dans le champ psychiatrique français.

On peut certes remarquer que, bien que sa place éminente soit reconnue dans l'histoire, sa pensée est aujourd'hui le plus souvent comme il le disait « passée aux oubliettes ». A relire quelques textes majeurs sur la psychiatrie (*Les trois Personnages du psychiatre*, *De la doctrine post-esquirolienne*, le *Discours de Madrid*, la *Lettre à un jeune psychiatre sur l'antipsychiatrie*, les *Fragments sur les institutions républicaines*), on peut aisément comprendre le ressort de cette méconnaissance. Je crois que cela tient à la définition même qu'il donne de l'acte psychiatrique, donc de son éthique, et donc de sa portée politique. Il me semble même que parmi les nombreux praticiens qui reconnaissent en lui l'éminent acteur de la révolution psychiatrique française de la doctrine du secteur, peu le suivaient dans la radicalité de son combat.

LE COMBAT POUR UNE « AUTRE RAISON », SOIT POUR UN « AUTRE SUJET »

Lucien Bonnafé, homme des Lumières, mais résistant à la réduction scientiste. La poésie surréaliste et la pensée de Bachelard comme appui pour une autre raison. La résistance chez Bonnafé n'a jamais été dissociée du combat pour un autre monde possible. En l'occurrence un monde qui ferait place à la folie puisqu'il ferait place à l'homme, ou plutôt un monde fondé sur l'utopie de vivre ensemble, donc avec la folie et non contre elle. La solitude du fou est à ce titre emblématique d'une carence du politique.

L'actualité de ce combat est exemplaire. L'idéologie libérale d'un Tocqueville tient le haut du pavé et nous annonce le triomphe de l'individu « démocratique » réalisé. Le « nouveau sujet » est celui du rêve éveillé des idéologues – Gauchet – qui s'apitoient sur son sort et sa souffrance nouvelle : le sujet moderne serait déprimé (Ehrenberg) ou toxicomane parce qu'il serait écrasé par sa liberté acquise, nous dirions plutôt qu'il est réduit à sa face de consommateur. Ce n'est pas pour rien que Gauchet, contestant Foucault, annonce la fin de la folie comme triomphe de la modernité : dans un monde de sujets isolés, la folie devient souffrance privative, et non question politique.

Nous opposerons à cette idéologie le réel de la folie comme impossible et l'utopie d'un vivre ensemble non pas sans la folie mais avec elle. Une société qui ferait place à l'au-delà de la raison scientiste ou économiste. Un autre monde possible, pas sans une nouvelle définition du sujet que l'on dira politique c'est-à-dire non pas autonome mais en lien avec les autres.

Ce combat ne nous appartient pas en propre, à nous praticiens de la folie, mais pour autant notre responsabilité est de ne pas nous dérober à cette place. Notre place, c'est celle d'un lieu d'adresse de la folie, dont nous savons grâce à Bonnafé qu'elle a été d'abord celle du rejet et de la ségrégation. Cette position a quelque chose de risqué, et l'acte qui nous fait nous porter à l'écoute de la folie nous détache de la communauté qui s'empresse de nous englober dans son rejet.

Il y a dans la vocation du psychiatre, un « attrait du vertige » (*id.*, p. 51) qui en fait ce personnage aventureux qui ne peut simplement être « homme de la folie » que la communauté rejette[1], mais

[1] *Désaliéner* « Le personnage du psychiatre, I », *Evolution Psychiatrique*, 1948. p 49.

nécessairement « le chevalier de la folie », c'est-à-dire celui qui s'en fait le porte-parole. Le praticien de la folie, c'est Don Quichotte qui passe pour fou lorsqu'il pourfend les moulins « car le monde prétend qu'il s'agit de moulins à vent, mais lui sait et voit là des ennemis de la vérité. » (*id*, p 54.).

Cette figure, à laquelle Bonnafé a donné le visage du Quichotte, est à la fois éthique et politique. Elle place la folie comme lieu d'une « vérité historique » (Freud) et fait du praticien aux côtés du fou ce bâtisseur « d'un monde plus habitable » (*id.*). Le transfert est ici inversé, il résulte de l'engagement de celui qui ne saurait rester dans la position « expectative » (qui définit l'aliéniste), mais qui doit se porter dans une « position d'écoute ouverte » (Discours de Madrid, 1966, *Information psychiatrique*, avril 1973, p. 290). A ce titre, il participe du travail de la culture, c'est-à-dire de l'incessante dispute politique qui remodèle le malaise dans la civilisation.

Il ne s'agit pas plus de « libérer les fous » que de libérer les peuples, car « un peuple qui devrait sa liberté » à un autre serait doublement aliéné, de même que le serait un patient qui tiendrait sa liberté du seul médecin. D'où le programme éthique et politique d'une institution qui travaillerait à son propre dessaisissement. Telle est la tâche du désaliéniste dont la parenté avec la définition lacanienne de la psychanalyse est patente : il doit accepter que s'effectue sur son personnage le transfert qu'anime toute demande, tout en s'évertuant à obtenir au terme de l'aventure que le sujet se passe de lui et s'en détourne.

Tout ceci découle nous l'avons dit de la définition bonnaféenne de la folie et de l'acte psychiatrique. Aujourd'hui où le champ de la psychiatrie tend à se dissoudre sous nos yeux, où les pathologies sont définitivement découpées en objets de souffrance, de malaise, ou d'inconfort et où le fou a disparu en même temps que la folie, cette position est à la fois salvatrice et sans doute inaudible pour la plupart.

Elle est scandaleuse en même temps que la plus rigoureuse. Elle s'origine de l'événement historique de la guerre « le savoir réel pour nous, c'est la variation du fait psychiatrique » [2]. L'expérience de la guerre et des 40 000 morts de froid et de faim dans les asiles et l'aventure de Saint-Alban ont définitivement fondé le fait que la

---

[2] « Histoire d'un mythe », *Dans cette nuit peuplée*, p. 38.

symptomatologie est strictement dépendante du regard que l'on porte sur elle et des pratiques qui s'en déduisent. La disparition spectaculaire de certains troubles, le dépérissement des états d'agitation suite à la pratique institutionnelle bien avant l'arrivée des premiers neuroleptiques en sont un des éléments. Comme le dit Lacan, cité alors par Bonnafé : « La folie change de nature avec la connaissance qu'en prend le psychiatre. »[3]

D'où la définition de l'objet de la psychiatrie qui est la folie, c'est-à-dire cette désignation – variable selon les moments de l'histoire – de ce qui est déclaré tel. A quoi le savoir du psychiatre fait barrage : « L'appareil conceptuel mythique [du psychiatre] lui sert à ne pas voir que le besoin auquel il doit répondre n'a aucune réalité universelle dans le temps et l'espace. » Le désaliéniste doit échapper « à la position aliénée qu'il appuyait sur la recherche d'un objet mythique de la psychiatrie (en vérité de domaines où il puisse rester le maître) et rechercher sa voie dans l'accomplissement d'une fonction, s'exerçant à partir d'une position d'écoute ouverte »[4].

La folie n'existerait-elle donc pas ? Et l'objet de la psychiatrie serait-il de la sorte « pulvérisé », comme Henri Ey lui en fait le reproche ?

L'objet de la psychiatrie, répond Bonnafé, son originalité tient à « l'énorme médiation de la demande » qui interdit de parler de la naturalité de la folie sauf à nier le fait psychiatrique lui-même. Il y a de la folie, mais cette folie ne se donne que dans les méandres du discours qui est tenu sur elle, c'est-à-dire dans la demande qui est adressée au psychiatre de s'en charger.

« POUR AUTANT QU'ELLE EST AUTRE CHOSE »

« On ne peut considérer la folie hors de sa dimension d'avatar malheureux de protestation de l'esprit contre une injuste contrainte » (« Lettre à un jeune psychiatre sur l'antipsychiatrie », *Dans cette nuit peuplée*, p. 110).

Il est très remarquable en effet que ce psychiatre parmi les psychiatres, cet homme du sérail, ait été en même temps celui qui par ses propositions a ruiné littéralement toute velléité d'identifier un

---

[3] *Id.*

[4] « Discours de Madrid », 1996, *Infirmation psychiatrique*, avril 1973, p. 290.

objet de la psychiatrie. On cherchera en vain dans ses textes la figure d'une quelconque maladie mentale qui préexisterait « naturellement » à son abord par le psychiatre. Rien à faire : la folie ne peut se dissocier de la psychiatrie. Ceci peut se formuler en trois propositions.

Le premier scandale de la pensée bonnaféenne tient dans cet énoncé qu'il tira de la lecture de la question juive de Sartre : « Est fou qui est dit fou » (*Désaliéner,* p 28). Le fou, c'est précisément celui dont les autres parlent en le désignant comme tel. Banalité extrême – a-t-on jamais vu un fou dire débarrassez-moi de ma folie ? – qui doit être prise avec le plus grand sérieux. Cela ne veut évidemment pas dire que la folie n'existe pas, qu'elle n'est définie que par l'autre, et qu'elle est ainsi fabriquée par la norme sociale (Bonnafé ne fut pas « antipsychiatre »), la folie existe, simplement on ne peut la dissocier du discours qui est tenu sur elle et donc la constitue dans son enveloppe formelle. Il faut prendre acte du fait que l'on ne peut extraire le fou de tous les énoncés qui lui font cortège.

C'est ce que ne fait pas l'aliéniste. L'aliéniste, c'est celui qui ne veut rien savoir de l'exclusion de la folie, de sa ségrégation, c'est celui qui veut croire que l'objet naturel de son étude et de ses soins est bien ce patient aliéné qu'il observe et soigne dans le cadre neutre car technique de l'asile d'aliéné. Il en a le savoir, et c'est ce qui légitime son pouvoir à l'égard de « son malade ». Impossible de distinguer dans les textes de Bonnafé la posture du savoir de l'exercice du pouvoir. Partout, l'obsession qui revient sans cesse est celle de l'abus de pouvoir que confère la logique de l'institution, dont il donnera la figure paradigmatique dans le château de Kafka.

Face à cela, face à cet héritage dont l'histoire nous a donné le témoignage une fois pour toutes[5], une autre position s'impose, que l'on dira *désaliéniste*. Il ne s'agit pas de « désaliéner », mais de prendre le contre-pied de l'aliénisme, ce qui est tout différent. Car c'est de l'enseignement des perversions de l'aliénisme que l'on peut inférer une autre façon d'être avec la folie. C'est une éthique du dessaisissement que l'on pourrait décrire en trois temps : d'abord se

---

[5] Pour ceux qui ne l'ont pas connu, pour ceux qui ne le connaîtront pas, il faut tenter de dire la véritable coupure qu'a représentée la guerre pour cette génération, l'expérience faite dans cette épreuve et de la monstrueuse logique de la ségrégation des fous, et de la perversion du pouvoir médical, et de l'alternative de Saint-Alban comme utopie d'un autre monde *avec* la folie.

porter au-devant de la demande telle qu'elle s'énonce et quelle que soit sa forme aberrante, ensuite cheminer à la recherche des solutions que l'autre recèle sans le savoir (le sujet en premier lieu mais aussi « le peuple » avec ses « potentiels soignants » méconnus), enfin laisser chacun poursuivre la route ainsi engagée.

On comprend sans doute qu'une telle position est quelque peu subversive. D'abord parce qu'elle contrevient au discours aujourd'hui dominant, c'est-à-dire au discours expert qui nomme les problèmes à la mesure des solutions qu'il élabore (médicaments, comportements, etc.). Le savoir répond à l'avance aux questions formulées à l'adresse du spécialiste. A l'inverse, la démarche désaliéniste pose que c'est celui (ceux) qui adresse(nt) le sujet (le symptôme) avec qui il convient d'abord de parler pour qu'ils trouvent eux-mêmes les solutions les plus justes.

Ensuite parce qu'elle fait du vivre ensemble avec la folie l'horizon d'une utopie qu'elle se refuse à porter seule. Etre du côté de la folie ne peut se concevoir en vase clos, il faut restituer à la communauté ce qu'elle avait voulu un temps soustraire à son regard. L'autre regard sur la folie ne peut être celui du seul désaliéniste mais bien de tous, comme la poésie selon la formule de Lautréamont.

C'est pourquoi il ne saurait y avoir de « bonne » psychiatrie hors de l'utopie d'un monde meilleur. Tâche infinie, bien sûr, à présent que le mythe du grand soir s'en est allé, mais tâche qui en même temps recèle, est l'essence de la civilité. Comment vivre avec la folie ? Telle serait la question qui est strictement opposée à cette autre utopie, celle-là terrifiante si l'on y songe bien qui serait celle d'un vivre sans la folie.

Ladi Bonnafé Lafé[1]

Jean-François REVERZY

Rendre compte en rendant hommage, tel sera mon propos. Il me renvoie, dans le même lieu à cet autre hommage rendu à Corbeil à Lucien Bonnafé en 1978, il y a un quart de siècle, après son départ à la retraite. Convié par Tony Lainé et ses amis à m'exprimer, je le fis autour de la fonction poétique et de son rôle fondamental pour la compréhension de l'être humain et du traitement de sa folie. C'est là pour moi le message essentiel de Lucien Bonnafé : un art poétique de la Folie. Il est de notre devoir de poursuivre ce travail, loin de la puanteur de basse cuisine des politiques de la santé publique actuelle.

Je reviens de Toulouse, capitale de l'Occitanie, ville qui lui était chère et où il aimait à évoquer le combat surréaliste, la rencontre avec Saint Ex et l'apprentissage de l'aliénisme et les premières colères désaliénistes…Hier soir encore dans une brasserie de la ville, je nouais conversation avec mes voisins de table, un avocat d'Albi et son épouse d'origine argentine, revenue des exterminations... Il m'évoquait Lainé, Karlin, ses combats au sein du PCF des années 1970-80 : avec ces convives de la bonne fortune, ce monde révolu qui fut aussi le nôtre resurgissait…

---

[1] Nous paraphrasons ici une formule de créole réunionnais. *Ladi Lafé* désigne la rumeur le plus souvent malveillante : On a dit qu'il a fait…

Il y eut une traversée bonnaféenne du XXe siècle et le maître a transmis à ses apprentis son savoir ; il avait la sagesse d'être toujours resté à leur côté en éternel étudiant du verbe. Il y eut un transfert Bonnafé comme un transfert Lacan comme il y avait un séminaire Lacan et un séminaire Bonnafé. Le premier, parisien et pompeux où affluait le grand monde des salons qui se piquent d'intelligence, le second, plus humble dans la banlieue essonnienne. Les deux orateurs étaient des hommes d'abord de la parole et non de l'écrit. Ni l'un, ni l'autre n'ont voulu commettre de traité de... Le transfert Bonnafé se noua autour d'une rencontre, d'un travail et d'une perlaboration, d'un dénouement jamais clos, toujours rayonnant au crépuscule sur un horizon surréel.

L'ÉCOLE DE CORBEIL

Il y eut une école de Corbeil, et ses clercs ont essaimé au moyen de la France et le Monde. C'est celle-là que j'évoquerais en premier avec cette question. Comment intègre-t-on l'école de Corbeil ?

L'histoire de notre métier se tisse de nos rencontres et de nos choix. Elle s'écrit avec des ponctuations, des interstices, des moments féconds. L'histoire de ma rencontre avec la folie part de ma propre « folie » dans les années 1965-70 : des années de fête et une stagnation dans les années de formation médicale entre Lyon et Clermont-Ferrand, un divorce et une dépression brève, l'engagement aventureux dans une psychanalyse à Paris et dans la formation psychiatrique au CHU de Clermont-Ferrand chez Maurice Porot. L'hôpital général qui abritait ce service, l'ancien hôpital du Saint-Esprit, datait du Moyen Age et illustrait à merveille le propos de Michel Foucault sur le grand renfermement. L'aurait-il inspiré ? L'auteur de *L'histoire de la folie, à l'âge classique*, avait enseigné dans la capitale auvergnate quelques années plus tôt. Le « patron » était adepte des traitements de chocs-cure de Sackel et ECT – et de la psychopharmacologie. Cet enfant de la psychiatrie coloniale, fils de son père, rédigeait avec d'autres élèves de l'école d'Alger, Sutter, Kammerer et Pelicier *Le Vocabulaire de psychiatrie*. C'était aussi un humaniste chrétien. Ce fut mon premier maître, jamais renié. Mes références initiales furent pourtant surtout textuelles : la découverte de la *Politique de l'expérience* de Ronald Laing et des *Ecrits* puis du séminaire de Lacan. Je vécus ma découverte de son enseignement comme celle d'un maître bouddhique du détachement de l'imaginaire et de la contemption du désir. Les querelles d'école, les attaques contre l'IPA, ne m'ont jamais beaucoup retenu dans la pensée lacanienne. Il avait aussi Octave et Maud Mannoni, Serge Leclaire, Roger Gentis. Mes patientes – car je travaillais dans un service de femmes – m'enseignaient que les arcanes du délire ou de l'hystérie étaient d'abord des solutions de guérison. J'ignorais tout de la loi de 1838 et du secteur. Le monde de l'hôpital psychiatrique de Sainte-Marie, à cinq cents mètres plus loin, était pour nous, vu du CHU un univers inférieur dans lequel nous ne saurions pas déchoir. Je n'aurais jamais pu mener cette première psychanalyse pendant trois ans, si elle ne s'était pas accompagnée, dans les trains Corail et les 48 heures passées chaque semaine à Paris, d'une histoire d'amour fou avec une autre transfuge de l'Auvergne analytique. Le Paris de mon analyse était aussi le Paris des surréalistes. Ce fut mon premier transfert insulaire.

Pour poursuivre mon analyse et mon apprentissage, il fallut me rendre à la source du savoir, réussir l'internat de la Seine en 1973 et m'installer dans la capitale. L'infirmerie spéciale de la Préfecture de police de Paris révéla à l'apprenti le monde barbare et inconnu de l'internement et de ses violences : tout comme son environnement, à Sainte-Anne, il m'inspira une colère jamais éteinte contre l'asile et la loi qui le fonde. Par ailleurs, je m'initiais à la psychothérapie de l'enfant avec Roger Mises et Serge Lebovici. Je fus aussi hanté par l'ombre d'Unica Zürn, la poétesse allemande suicidée dont les beaux récits, comparables à l'*Aurélia* de Gérard de Nerval furent alors publiés[2]. J'y retrouvais, vu du dedans, les sinistres parcours balisés par l'IPPP, Sainte-Anne et Maison-Blanche. C'est alors que je choisis le service de Corbeil après avoir lu le manifeste paru dans la revue *La nouvelle critique : pour une psychiatrie différente*. Bonnafé m'accueillit avec bienveillance. Corbeil offrait alors deux visages : celui d'un terrain d'expériences où l'apprenti pouvait tracer en toute liberté ses lignes d'erres, de l'autre l'écoute d'une parole désaliéniste proférée par le maître des lieux. Elle offrait une voie moyenne entre l'antipsychiatrie anglaise, italienne et européenne, la cléricature analytique lacanienne ou freudienne, et la psychiatrie publique. J'y appris que la liberté était thérapeutique, que les lits d'hôpital étaient

---

[2] *L'homme jasmin*, Paris, Gallimard, 1973, et *Sombre printemps*, Paris, Belfond Editeur, 1973.

toujours un fléau, que notre contrat avec les fous était celui d'un engagement permanent et que cet engagement était aussi un engagement dans le Monde. J'y appris surtout le sens profond de la fonction poétique et aussi que la lecture des poètes était le véritable livre d'architecture du métier et non pas les rationalisations nosographiques (même rénovées) ou bien les soupes lacanoïdes dont nous affligeaient déjà et trop souvent les novices.

Corbeil fut aussi une terre d'expérience thérapeutique. Faut-il en retracer les fracas, les provocations, les passages à l'acte des uns et des autres ? Il y avait un transfert Bonnafé, un transfert Corbeil dans ce service abrité dans de médiocres bâtiments préfabriqués où le couple des Bonnafé recevait avec tolérances nos passages à l'acte, absences injustifiées, frasques, ivresses, proférations négativistes aux relents quelquefois fascistes et anticommunistes face à un groupe dont les membres avaient à 99% leur carte au PCF.

Il eut un transfert Bonnafé et pourtant ce *bon homme*-là (comme on le disait des Cathares) n'était pas un analyste. Il était Bonnafé, un homme qui parlait vrai et énonçait des vérités premières sur le Monde, la vie, la poésie, la folie... Riche de savoirs et d'expériences qu'il cherchait à partager. Fertile et débordant, sans retenue ni réserve. Fraternel plus que paternel et respectueux d'autrui : jamais je ne l'entendis même dans la critique la plus acerbe et avec les pires salauds ne sombrer dans cette malveillance qui est devenue trop souvent hélas notre habitude ultérieure !...

L'objet de ce transfert était l'utopie bonnaféenne : celui d'un service de santé mentale totalement intégré dans la ville et ses quartiers et interrogeant en permanence ses contradictions, portant sa révolution dans les institutions et dans les esprits. Elle était prometteuse. Combien d'entre nous se sont installés dans l'Essonne portés par ce transfert ! Certains aussi menés par une telle espérance et déçus restèrent sur le carreau. Bonnafé nous fit aussi nous engager et croire – car c'est un paradoxe – en la révolution socialiste. A l'heure de l'union de la gauche, dans une France giscardienne, la république socialiste de Corbeil émergeait comme un territoire libéré, avec Roger Combrisson le sénateur maire communiste de la ville et l'école de Corbeil et plus loin celle de Soisy et de l'Essonne autour de Jeanne Malgouyre, de Bernard Demay, de Didier Trystram, de Philippe Rappard, de Tony Lainé... J'en pris pour deux ans ma carte au PCF et planchais au cercle d'études et de recherches marxistes, boulevard

Blanqui avant d'aller vendre l'*Huma Dimanche* sur le boulevard Grenelle et …

TRANSMISSION

Mettre en œuvre une utopie concrète, faire se défaire par tous l'aliénisme, s'engager avec nos patients, le secteur n'était lui-même qu'un mot, mais aussi essaimer, partir… Il y avait certes chez Lucien, la révolte cathare mais aussi l'âme d'un fondateur d'ordre hérétique plus près de Joachim de Flore[3] que de Saint-Dominique.

C'est ainsi que je poursuivis ma route. Je rédigeai ma thèse et mon mémoire autour d'une critique radicale de la loi de 1838. Mes références étaient les mêmes que celles de Bonnafé qui accepta de la préfacer quand elle parut chez Privat sous le titre *La folie dans la rue*. Le transfert poussait à l'identification. Il fallait donc passer à l'étape suivante et intégrer « le cadre » des psychiatres de service public : réussir les concours et prendre un poste d'assistant, avant de se présenter au psychiatricat. Je le fis d'abord à Coulommiers, puis à Maison-Blanche. Corbeil s'éloignait avec un pincement au cœur.

Mais le travail continuait ; dans ce temple asilaire où fut internée Unica Zürn, ma rage s'était rallumée. Avec un nouveau compagnon, en psychiatrie – un ancien de l'Essonne, J.-F. Dameron, et quelques nouveaux amis : Pierre Sadoul, Eric Piel, Marc Serpaggi, Michael Guyader. Nous fomentions en ces temps fertiles, le mouvement de l'ASEPSI dont l'un des objectifs était de dynamiter le monstre froid de l'asile. Nos références n'étaient pas cependant exactement celles de la gauche bien pensante, car nous demeurions fidèles autant à l'antipsychiatrie anglaise qu'à la découverte de la désinstitutionalisation nord-américaine et plus globalement d'une psychiatrie d'outre-atlantique souvent honnie (non sans manipulations) par le lobby gauchiste des psys mais dont les principes et les modèles nous semblaient essentiels. Les polémiques de ce temps portaient plus sur des divergences politiques et idéologiques entre courants et groupes de la gauche marxiste ou psychanalytique en

---

[3] Moine calabrais du XIIe siècle et au bord de l'hérésie. Il fonda l'ordre des joachimites. Sa vision d'une histoire humaine marquée par une évolution successive entre les règnes du père, du fils et de l'avènement de l'Esprit a été cité par Marx comme un précurseur de la dialectique.

psychiatrie : Le cheval bleu, Psychiatrica democratica, le Syndicat de la psychiatrie, entre autres, se livraient concurrence.

« Continue et travaille », nous énonçait Bonnafé. Suivant cette voie, en apprenti devenu compagnon, je partis dans la Nièvre. Le maire de Château-Chinon, un an plus tard, devenait président de la République. Comme par hasard, je ratais le rendez-vous qu'il m'avait fixé dans la capitale du Morvan par l'entremise d'une figure de mon enfance, Durand de Grossouvre, devenu conseiller du Président. C'est dans cette France profonde, suivant l'enseignement bonnaféen, que je retrouvais les strates et les archétypes du territoire ; les placements d'enfant du Morvan, les carrefours toujours vivants des nœuds symboliques, les maléfices et la sorcellerie. Mais je me trouvais déjà à la croisée : la découverte de la Réunion en 1983 me faisait nouer un autre transfert que j'ai pu qualifier de transfert insulaire. La Réunion où je me fixais ensuite me permit de réaliser pleinement une expérience conforme à mes aspirations et au modèle bonnaféen.

Une trace demeure cependant pour moi de cette époque charnière : celle d'un parcours commun en Auvergne où Lucien et moi-même avions été conviés à animer un stage de week-end. Partis de Nevers, je prenais Lucien à Aulnat et nous fîmes ensemble en voiture le trajet de Clermont à Saint-Flour. Le paysage des monts et de la planèze s'animait. Lucien retrouvait sur cette route les souvenirs de la guerre et de la résistance : là une embuscade, ailleurs un coup de main. Les rendez-vous avec Aragon à Clermont... Une autre lumière illuminait cette terre volcanique, celui d'une mémoire, d'un futur antérieur, de notre partage.

CONTRADICTIONS ACTUELLES

Il conviendrait apparemment de gémir en cette troisième année du Troisième millénaire. Le monde ne porte plus apparemment les espérances des lendemains qui chantent. Il est lisse et bientôt on enterrera Lénine. La Chine s'est mise en marche comme la Russie. Partout s'affiche avec arrogance le pouvoir de la concurrence, l'idolâtrie de la finance et de la richesse quand s'accroît sur un mode exponentiel et scientifique l'exclusion de la majorité des citoyens du monde. L'utopie de la santé mentale semble se rétrécir comme une peau de chagrin. Les maîtres du temps régentent la biopolitique : la marche psychotropique est suivie par celui des traitements de chocs de la psychochirurgie et des thérapies du conditionnement. Les neurosciences sont devenus le credo des universités et des jeunes générations. La révolution psychanalytique, sans renouvellement de ses concepts ni de ses pratiques, se sclérose dans les querelles de chapelles, d'obédiences et de cléricatures.

La gauche socialiste, puis les nouvelles droites au pouvoir ont érigé les standards nord-américains et le terrorisme gestionnaire en bases totalisantes de la santé publique et de la santé mentale. Il est vrai que le peuple psy, anesthésié par ses médiocres privilèges et les 35 heures, a perdu la foi et la loi. Il ne fomente aucune révolte, il ne propose aucune alternative à cette montée insidieuse et sournoise vers le démantèlement de l'utopie. Des services exsangues, repliés sur le nouveau gardiennage hospitalier, cultivant les obsessions sécuritaires, livrés à l'arbitraire d'un appareil administratif borné, sans intelligence de la souffrance psychique et de ses remèdes, ou le directeur comme ailleurs le juge est redevenu le fermier général. Un monde où se confondent chaque jour la thérapeutique et la peine. Un monde où la parole ne circule plus, n'est plus entendue, et dont le sens est devenu indifférent. Voilà ce qui semble constituer notre lot quotidien...

GÉMISSONS, GÉMISSONS, ESPÉRONS...

C'est là une formule rituelle d'une société philanthropique et fraternelle lors des hommages funèbres d'hommage aux disparus... Si Bonnafé n'appartenait pas à cette société, il était pourtant un homme de lumière, de la raison ardente et de la tolérance ; il était animé par la même éthique...

Au terme de cet hommage, espérons que surgisse des décombres du secteur une nouvelle utopie fidèle aux principes du désaliénisme et de la psychiatrie citoyenne. Elle en reprendra les principes, mais devrait aussi, en tirant la leçon du passé proposer de nouvelles structures, abolir la loi de 1838-1990 sur l'internement, démédicaliser la psychiatrie.

Ces structures devraient à mon sens se situer radicalement en dehors du cadre de toute loi et échapper au pouvoir de l'Etat. Elles ne sauraient qu'être gérées et autogérées par les praticiens et les citoyens assistés de conseils. L'exemple de Corbeil comme celui de

Villeurbanne ou du secteur du 13e arrondissement de Paris, doit être retenu. Ce qui a pu agir là, c'est d'abord la force collective de groupes qui ont su instaurer des rapports de force avec le pouvoir et négocier pour créer des institutions vivantes. Un service d'aide psychique peut se concevoir dans un cadre associatif, démédicalisé, se supportant de thérapies polyvalentes et d'ateliers d'expression créative, s'associant à des lieux en relais de rupture. Thérapeutes, artistes, philosophes sont de meilleurs acteurs du soin que le corps médical...

Associons-y aussi une formation indépendante qui garantisse la transmission des savoir-faire et leur enrichissement, préserve sa continuité et soit ouverte en permanence à l'heure de la mondialisation aux cultures du Monde et à leur fertilité.

Seule la guerre à perpétuité explique une paix qui n'est qu'un passage
Ainsi la casserole où il versait... ;
C'est la santé entre deux reprises de la fièvre chaude qui va passer.
C'est la fièvre entre deux reprises d'une insurrection de bonne santé.
Un jour la peinture de Van Gogh, armée de fièvre et de bonne santé
Reviendra jeter en l'air la poussière d'un monde en cage que son cœur ne pouvait supporter.

Antonin Artaud

L'expérience corbeilloise ou l'hospitalisation en question

Jean-Pierre BOULEAU

Quand Bernadette Chevillion m'a demandé de participer à cette journée, j'ai essayé de me remémorer ce que voulait dire à l'époque, à la fin des années 70, pour un psychiatre débutant comme je l'étais, le fait de choisir de travailler à Corbeil.

Pourquoi là plutôt qu'ailleurs ?

Je suis arrivé au moment du départ de Lucien Bonnafé. Le service de psychiatrie de Corbeil était alors indissociable de son nom : à Corbeil, on allait chez Bonnafé.

Nous avions bien sûr les références à la résistance – la guerre, Saint-Alban –, l'idée du désaliénisme, d'une rupture avec l'asile, d'une lutte contre l'exclusion ou la ségrégation comme facteurs de chronicité. Pour nous qui avions débuté la psychiatrie avec le choc des grands asiles, qu'il appelait les « dépôts d'exclus indifférenciés », nous avions le sentiment d'arriver dans une terre nouvelle, un nouveau monde de la psychiatrie.

Car Bonnafé avait franchi le pas, non pas comme beaucoup d'autres d'ouvrir l'hôpital sur l'extérieur, ce qu'il avait initié lui-même pendant et depuis la guerre, mais d'effectuer, grâce à l'appui et à l'amitié de Roger Combrisson, alors maire de Corbeil, une rupture radicale : créer un service, au départ sans lits, où la question de l'hospitalisation se trouvait alors questionnée, problématisée. Il peut être utile de rappeler ce qu'on appelait « l'implantation préalable ».

C'était l'idée de partir, non de l'hôpital, mais d'une ville, d'une population donnée, et en travaillant avec elle « au plus près des besoins », de créer secondairement les structures temps-partiel ou temps-plein qui pourraient répondre à ses besoins, avec l'idée qu'elles seraient très différentes des structures alors existantes, historiquement fondées sur l'exclusion.

A cette époque à Corbeil, l'hospitalisation existait bien sûr. Même si les taux étaient moins élevés qu'ailleurs, il y avait des patients à l'hôpital départemental d'Etampes, d'autres dans les services de médecine de l'hôpital général, avec lesquels nous collaborions étroitement, et plus tard au centre de crise. Mais l'important résidait dans le fait que l'acte d'hospitaliser n'allait jamais de soi. Expression de la folie et concept d'hospitalisation se trouvaient radicalement disjoints.

Comme par ailleurs la foi dans les médicaments – la *chimiatrie* – était très relative, comme la psychanalyse avait droit de cité, mais n'était pas érigée, comme en d'autres lieux, en doctrine maîtresse, porteuse de la vérité psychopathologique ou institutionnelle, cela entraînait un rapport qui pouvait paraître étrange entre le psychiatre et le patient, les soignants et les soignés, étrange en tout cas pour qui venait des lieux hospitaliers ou universitaires. Ainsi, tout le monde parlait beaucoup avec tout le monde dans les anciens Mozards, et si on y causait fort peu de diagnostics ou de séméiologie, tout était prétexte à l'intérêt pour ce que le patient apportait, quitte à déclencher des palabres qui se poursuivaient au café voisin.

Peut-être ce rapport au patient est-il le mieux décrit par Bonnafé lui-même, lorsqu'il évoque l'art du psychiatre comme « l'art de la sympathie », en donnant à cette sympathie un fondement, voire même une structure poétique. « Le contre-transfert, disait-il, n'est autre que ce courant de sympathie au sujet en difficulté. » Notons au passage qu'il est intéressant d'entendre cette définition du malade mental comme « sujet en difficulté ». On pourrait dire celui qui est affolé. Bonnafé insiste, lui, sur celui qui est perdu, rejeté.

Cette question poétique allait de pair, bien sûr, avec les questions politiques du droit et de la citoyenneté, à restituer à celui qui était dénommé malade. L'expérience corbeilloise était aussi une façon de travailler dans la cité. Dès son arrivée, chacun était affecté à un sous-secteur, pour moi La Poterie, avec ses extensions vers Saintry, Saint-

Germain, Tigery. Il fallait découvrir un territoire, s'ancrer sur un terrain, repérer. Après, venaient les institutions : l'hôpital, la mairie, la MJC, les maisons de retraite, les écoles, même le commissariat de police parfois... Et lorsque nous allions à l'hôpital de Corbeil ou d'Etampes parler avec des collègues, nous avions ce sentiment profond que nous venions de la ville, c'est-à-dire d'un lieu que nous partagions avec le patient. Comme si nous étions des médecins publics évidemment, mais des médecins publics de ville : du côté de la cité. Et on peut déplorer, à ce sujet, le non-aboutissement des projets de 1981 sur les « établissements publics de secteur », qui auraient concrétisé une telle position.

J'en reviens à cette façon que l'expérience corbeilloise avait de problématiser la question de l'hospitalisation, nous amenant à ne pas céder, à résister à la pente qui menait à la logique des murs, ou à celle des lits, la plus facile pour éviter l'angoisse, et nous obligeait du coup à inventer des solutions singulières pour chaque patient ou chaque situation. Nous nous souvenons tous de ces jours où nous restions le soir, plusieurs soignants avec un patient, parfois une ou plusieurs personnes de son entourage, à discuter comment nous allions traverser la crise qui se jouait là, le soir ou les jours qui venaient, crise dont nous cherchions en même temps, sans a priori et très peu séméïologiquement, à saisir le sens ou les implications. Il y avait là une pratique du bricolage. Et je persiste à croire que le bricolage vaut mieux que les protocoles.

L'histoire a fait qu'après la retraite de Bonnafé, d'autres courants que le désaliénisme ont traversé les lieux, en particulier ceux de l'anti-psychiatrie anglaise et italienne, ou les théories de la crise, et ont amené à imaginer des solutions qui ont amené à la Maison du 26 d'une part, et aux associations d'autre part, sur un mode certainement différent de ce que Bonnafé aurait imaginé.

Je me suis souvent demandé, et particulièrement ces dernières années où nous n'avons plus de centre d'accueil, et où nous voyons refleurir un nouvel hospitalocentrisme et une augmentation considérable des hospitalisations sous contrainte, ce qu'aurait été la réalisation de cet « au-delà de l'hospitalisation », que Bonnafé évoquait alors, et formulé dans un article de 1978, qui n'a, à ma connaissance, nulle part connu de tentative de réalisation sous la forme qu'il décrit. Rappelons que cet « au-delà de l'hospitalisation », sous la forme de soixante places pour quatre secteurs, avait été refusé par l'équipe.

« Séjour à pleines journées – réseaux de foyers – accueils », qu'il imaginait dégagé du vocable *hospitalisation*, comme du vocable *lits*, mais qu'il situait à proximité de l'hôpital général. On se souvient qu'il parlait volontiers de mètres carrés thérapeutiques, et plaisantait sur les lits qui pouvaient se transformer en divans, en canapés ou en convertibles. Ainsi dans cette note écrite en 1978 : « Si dans les entretiens familiers sur la question des lits, je parle volontiers de *divans*, ce n'est pas seulement pour les connotations auxquelles songe chacun. Parmi les essais les plus intéressants, les plus positifs, mis en œuvre dans ma carrière, il y a le fait de ne pas accueillir dans des *lits*, sauf indication évidente, les entrants dans le service hospitalier, mais dans un poste d'accueil équipé de *divans*. »

Le divan marque ici à la fois l'écoute – allusion à la psychanalyse – *et* l'accueil du corps du sujet en souffrance, dans un dispositif qui évoque la détente, pour rompre avec la détention.

C'est ce genre de petits détails mobiliers, de petits déplacements, de métonymies, de polysémies et de retour à la richesse du sens, d'innovations du langage dans la pratique la plus quotidienne, qui restent pour moi une actualité de Lucien Bonnafé, sa résistance aux chronicités du langage, sa méfiance envers ce qu'il nommait joliment les « appétits doctrinaires » de tous poils.

Ces jeux de langage ne sont pas anecdotiques, ils représentent une résistance fondamentale contre les langues de bois, qu'elles soient administratives, comme le discours sur les lits ou les unités normalisées (aujourd'hui, le débat porterait plutôt sur l'économique : économies de l'état ou économie psychique de nos patients ?), ou qu'elles soient psychiatriques, voire psychanalytiques, dans leurs logiques « clinicoïdes », disait-il pour les opposer à une vraie clinique de la relation. Il en va ainsi quand ces langues poussent par exemple à une logique diagnostique qui fige le sujet en souffrance dans une logique d'*être* malade, fou ou handicapé, plutôt qu'une perspective en mouvement, apte à relancer du côté de la vie. En témoignait cette façon, je dirais savoureuse et chaleureuse, avec son accent rocailleux du Sud-Ouest, que Lucien Bonnafé avait toujours pour parler de ceux qu'il avait connus.

Les dernières fois où nous nous sommes rencontrés, je l'entends encore me dire : « [...] Nous qui sommes, n'est-ce pas, versés dans l'art et la science de l'écoute et de l'écho [...]. »

J'ai fini par aller voir dans ses écrits ce qu'il veut dire par là. Il y parle de la psychiatrie comme cette « science des perturbations humaines », qu'il oppose à la barbarie scientiste. Je lui laisse la parole : « Je parle de l'ensemble du champ où s'enracine une culture raffinée de la science et de l'art de l'écoute et de l'écho, dans un exercice spirituel poétique, où les ampleurs des sens, l'immensité évocatrice des harmoniques, autrement dit la culture de la richesse des sens, permettent à la relation humaine de s'entendre avec qui, perdu, peut être aidé à se retrouver, rejeté, peut être aidé à se resituer. »

Hier et maintenant, la rencontre avec un maître

Alain DENIAU

Le mot peut paraître surprenant concernant Lucien Bonnafé et pourtant quand je l'ai trouvé sous la plume de Franck Chaumon dans sa post-face remarquable à son dernier livre. La psychanalyse de la connaissance. Je l'ai trouvé juste. En lisant ce livre sa voix revenait, familière dans ses intonations et ses imprécations. En 1967 et 1968, je ne le connaissais que de ouï-dire et de lire quelques textes publiés. Je ne l'ai vraiment rencontré qu'en octobre 1968 dans la militance syndicale, puis politique. Après le *Livre Blanc* de la psychiatrie, balayé par Mai 68, la revendication porte sur l'application de la politique de secteur, la séparation de la psychiatrie de la neurologie et la formation des psychiatres en grand nombre.

Nous nous rencontrions presque toutes les semaines à Sainte-Anne, en particulier dans une salle dite du transit en Intersyndicale ou en commission. Un jour, Bonnafé me propose de l'accompagner, représentant les internes, à une rencontre qu'il avait prévue à Serre-Chevallier avec des Italiens. Nous les avons attendus. Ils ne sont jamais arrivés, mais pendant ce tête-à-tête dans la neige j'ai écouté Bonnafé me raconter la guerre, la Résistance, ses espoirs pour une psychiatrie de progrès.

A mon retour du service militaire, il me proposait en janvier 1971 de finir l'internat dans son nouveau service à Corbeil, à la Poterie ; ce fut un vrai temps de pionniers. Tout était nouveau, ce travail itinérant, cette petite équipe, qui croissait de semaine en semaine. Plusieurs ici s'en souviennent. Puis après avoir été assistant et attaché quelque temps, je suis parti à Etampes dans le service du docteur Certhoux où j'ai été nommé adjoint. Pause de dix-neuf ans pour revenir à Corbeil en 1992.

L'HOMME D'UNE ÉTHIQUE

Décédé six mois après la publication de *La psychanalyse de la connaissance*, Lucien Bonnafé nous aura donné un livre qui est à la fois un retour sur sa vie, sur la méthodologie intellectuelle qui soutenait son action et un essai d'éthique de l'action.

Le concept psychanalyse de la connaissance est le levier par lequel Lucien Bonnafé interroge ce qu'il nomme l'inhumain. Ce concept est pour lui dialectique : il est porté par la tension entre l'émotionnel exacerbé, dont la forme ultime est le surréalisme, et une attitude « surrationnelle » soutenue par la théorie qui dépasse la simple raison puisque « le surrationnel impose au rationnel de se ré-organiser sans cesse, à la fois pour se raffermir et pour s'accroître » (p. 41) jusqu'à « la borne du possible », selon l'expression empruntée à Jean Perrin. Soutenu par cette tension intellectuelle et affective, Lucien Bonnafé agit sur les points qu'il repère comme présence de l'inhumain dans l'histoire, dans la société et dans l'appareil social. La pensée ardente selon le mot de G. Apollinaire [1] tend à mordre sur l'inhumain, à le faire reculer : « Pas d'hésitation: il faut aller du côté où l'on pense le plus, où l'on expérimente [...]. Si dans une expérience, on ne joue pas sa raison, cette expérience ne vaut pas la peine d'être tentée » (p. 44).

Se voulant pleinement médecin pour soigner l'homme mais surtout pour transformer le cadre du soin, Lucien Bonnafé portera sa grille d'analyse, la psychanalyse de la connaissance, dans un mouvement dialectique, vers tout ce qui transforme l'humain en inhumain, en fait disparaître la richesse et la singularité. La mise en série des humains est nécessairement productrice d'inhumain : série inhumaine des hommes maltraités par la chimiatrie et aliénés dans les asiles-casernes, série des hommes classés et déterminés par la pensée eugéniste qui les réduit à une hiérarchie utiles/dangereux, aboutissant de manière ultime au crime racial nazi.

---

[1] G. Apollinaire, « O Soleil, c'est le temps de la Raison ardente », in *Calligramme*.

Le dévoilement de sa construction éthique permet d'entendre combien L. Bonnafé était porté par son double engagement originel. La psychanalyse de la connaissance est l'éthique de ce nouage originel entre la poésie surréaliste, avec sa charge émotionnelle, et la construction politique d'une vie de militant. Il retrouve auprès du « fou », dont comme médecin il doit prendre soin, cette double dimension : le « fou » est celui qui exprime, dans sa parole et son corps un excès, mais il est aussi celui qui est l'objet du processus inhumain qui le réprime et l'exclut. Ici, l'asile va faire taire en série. L'appel à la Résistance devient ainsi l'appel à s'opposer à l'asile au nom de la raison surrationnelle, devenue ici le désaliénisme. Face à l'horreur inhumanisante ainsi décrite, la raison désaliéniste, produite par le couple dialectique surréalisme-surrationalisme, devient une raison ardente indiquant un idéal, une utopie jamais définie, une perspective sans fin jusqu'à la borne du possible, borne qui marque en positif ce que les psychanalystes nomment l'impensable ou le non-encore-symbolisé, la limite du réel. Lucien Bonnafé puise sa référence au surrationalisme chez Engels, mais surtout chez G. Bachelard et chez Canguilhem qu'il rencontre en 1944 à Saint-Alban au sortir de la clandestinité.

Mais son engagement dans l'action politique et poétique était bien plus précoce. Issu d'une famille de médecins (son grand-père, Maxime Dubuisson, était un aliéniste célèbre), étudiant en médecine « matheux », comme il se définit, ils ne sont que deux étudiants à Toulouse à faire cette jonction mythique étudiants/ouvriers lors des manifestations de 1936, me confie-t-il un jour. Il se retrouve en tête de la manifestation comme porte-drapeau. Toute sa vie, Lucien Bonnafé restera fidèle à son engagement d'étudiant aux côtés des ouvriers. Nommé responsable santé dans la zone Sud des maquis, il se réfugie, après une dénonciation, à l'hôpital psychiatrique de Saint-Alban où il rencontre Eluard et F. Tosquelles. A la Libération, à 33 ans, il devient conseiller auprès du ministre de la Santé publique.

On ne peut qu'adhérer à sa démarche de dénonciation de l'horreur concentrationnaire retrouvée dans les grands asiles dont la logique de coût est aussi celle des camps de concentration et de travail, on doit aussi admirer l'homme qui sait débusquer l'inhumain chez des notables tels qu'Alexis Carrel.

Pour Bonnafé, l'inhumain est extérieur au sujet, il est produit par une société marchande contre laquelle la psychanalyse de la connaissance est un puissant appel à la Résistance. L'inhumain intrinsèque à l'homme, ce qui effrayait Freud dans l'amour pour le prochain, ce que Lacan nomme l' *hainamoration* est chez Bonnafé projeté sur la société.

Lucien Bonnafé est convaincu par son expérience de médecin des hôpitaux, par sa réflexion avec les surréalistes que l'asile et ses médecins ont un effet puissamment iatrogène sur les patients. Redonner à ses acteurs, soignants et soignés, une parole de citoyens libèrera de cette sur-aliénation. Introduire des espaces de démocratie est pour lui la condition désaliéniste de cette levée.

Apparemment, mais seulement apparemment, le désaliénisme rejoindrait ici le mouvement anti-psychiatrique dans une dénonciation commune de l'inhumain dans l'institution, sociale, asilaire ou familiale. En effet, l'anti-psychiatre croit que l'action du psychiatre est celle qui induit la pathologie. Toutefois, le désaliénisme de Bonnafé vise la destruction de l'asile. Il n'a pas, comme les anti-psychiatres le fantasme d'une réduction, voire même d'une disparition de la folie, pour retrouver un état naturel de l'humain, selon une vision rousseauiste. La perspective de Bonnafé, qui est de « détruire le système inhumain et de bâtir son contraire sur ses ruines » (p. 55), s'inspire de Saint-Just. Si l'antipsychiatre et le désaliéniste se retrouvent pour dénoncer les effets iatrogènes de l'institution-caserne, « la déformation asilaire de la personnalité » (p. 64), pour Lucien Bonnafé « cela impose de traiter la folie à l'échelle humaine à l'enseigne de la notion de secteur » (p. 71). Ainsi, pour lui, l'anti-psychiatrie porte en elle de l'inhumain parce qu'elle ne traite pas l'effet du pouvoir sur l'autre et qu'elle ne dessine pas une perspective surrationnelle, c'est dire élaborée par une théorie politique.

Depuis trente ans, Les Mozards ont été structurés par les mots que Bonnafé a semés et par son enthousiasme militant pour la politique de secteur. A partir des nombreux aphorismes que Bonnafé a créés, une pratique pionnière s'est construite. Mais si les mots de l'origine ont été comme estompés, leur effet de sens continue d'agir : ils sont donc toujours là, parfois vivants, parfois refoulés. Ils sont devenus les signifiants qui sous-tendent, éventuellement gouvernent, l'action des Mozards et des quatre Secteurs qui en sont nés. Notre subjectivité collective est portée par notre fidélité, ou notre infidélité, à ces mots d'ordre.

La formule « Lutter contre la tendance irrépressible à créer des isolats » retrouve sa justification dans la difficulté de maintenir vivant un dispositif complexe, à la fois ouvert sur la Cité et ouvert sur les autres lieux sectorisés. C'est le nouvel enjeu des Mozards puisque maintenant le dispositif sectoriel, *stricto sensu*, est presque achevé. Il s'agit de faire vivre cette parole adressée.

Les aphorismes de Lucien Bonnafé continuent donc d'être notre mémoire. Même si certains ont oublié, ou ignorent, leur contexte d'énonciation, ils sont la trame même d'un discours latent, qui, parfois, nous revient sur le mode d'une mise en garde, d'une exigence de lecture critique.

Trois termes pour conclure :

Vigilance à ne pas (re) créer de l'inhumain.

Résistance à la perte de la spécificité de la psychiatrie.

Esprit dialectique entre une perspective de vie pour établir des liens entre les espaces d'existence animés par les soignants et ceux qui à partir de leur souffrance se confient à nous et l'exigence de permettre l'expression de la parole, c'est la définition même de la psychothérapie institutionnelle au sens que lui donnait un ami de Lucien Bonnafé, François Tosquelles : la vision politique alliée à la psychanalyse.

Cher Lucien…

Roger FERRERI

Quelques imprévus ne m'ont pas permis de passer te voir, j'ai essayé de te joindre par téléphone mais tu étais en communication.

Dans la suite de tes recherches, la responsabilisation par les moyens de la désignation et de la mise en demeure de devoir rendre des comptes à qui on sait et sur qui on sait aussi ne jamais pouvoir compter (le vendeur de bonne conscience et de sérieux dans l'objectivation des limites, que tu nommes avec justesse le gestiocrate) est une méthode contemporaine de promouvoir un individualisme dans le but d'isoler les personnes et les priver de toutes ressources de solidarité.

La grande entourloupe en cette affaire de Louis Dumont à Ehrenberg et sa « fatigue d'être soi », c'est de faire porter sur le peuple la responsabilité de son individualisme narcissique, comme ils disent, et l'actuelle faillite des valeurs. Comme toujours, une mauvaise éducation, un manque de père fouettard seraient à l'origine de la déviation de la jeunesse.

Que dire de l'Etat-Providence, source du vice ? Qui oserait encore défendre un Etat-Providence où le collectif serait la providence de chacun dans une alliance solidaire ? Comme l'enfant gâté, l'Etat-Providence gâte le peuple. Ainsi se trouvent juxtaposées une enfance pure, en proie au désir pédophilique de qui s'adresse à l'enfant comme présence d'un devenir politique et une adolescence suspecte de monstruosité potentielle. Protégeons les enfants de tout et enfermons dès leur plus jeune âge tout esprit de révolte. L'individualisme n'est pas un choix de chacun mais la résultante de nombreux discours et faits qui tendent à isoler ces « chacun » et les priver de la mise en commun de ce qui fait qu'être responsable c'est aussi partager les questions de qui fait quoi et pourquoi.

Les « intellectuels », soit ceux qui trouvent aisément relais dans les médias, ne pensent le monde que du côté d'en être les maîtres ou tout du moins les valets serviles des maîtres auxquels ils s'identifient. Il ne se passe pas un jour sans qu'ils clament sur les toits de leur temple qu'il faut savoir dire non, qu'il faut être plus sévère, jusqu'à nos plus proches, spécialistes en psychiatrie de l'enfant, qui expliquent que les jeunes ne doivent pas regarder les actualités télévisées quand elles diffusent des images du monde qui pourraient secouer les représentations d'une démocratie douce et tranquille.

Peut-être faut-il se réapproprier un certain nombre de mots, faire en quelque sorte un *lexique du résistantialisme*.

Salut à toi.

Vive l'espérance

Michaël GUYADER

Ainsi Lucien Bonnafé nous a quittés, lui qui ne lâchait rien, jamais ; le trapéziste volant est passé de l'autre côté du miroir ensorcelé.

Je n'entendrai donc plus son vibrant salut, suivi tout naturellement du « viens on va travailler » usuel. Quelquefois, il disait : « Viens voir, je t'ai trouvé un trésor » et donnait une copie d'un texte important pour lui et toujours utile à faire fonctionner « le comprenoir ».

Il est assez difficile de dire en quelques lignes l'apport exceptionnel de cette très grande figure de l'histoire de la psychiatrie et des idées.

Lucien Bonnafé était un défricheur acharné des terres fécondes de la résistance à toute forme de domination de l'homme par son semblable mais aussi un promeneur assidu des chemins escarpés de la création artistique, des liens profonds qui unissent les hommes à leur histoire, à la culture dans ce qu'elle a d'universel, pour lui profondément ancrée dans le Quercy.

On peut trouver la marque de son acharnement à s'opposer à toute forme d'exclusion, de ségrégation, d'opposition des cultures dans une lettre qu'il m'adressa dans son « Au Marais » à la page 51 du *Miroir ensorcelé*, édité en 2002 chez Syllepse : « Enraciné dans la culture caussenarde, j'apprenais la vie dans un site où, sur le marché les marchandes du miel blond de cette culture du sol perméable et de l'eau souterraine côtoyaient celles du miel brun de l'autre pays, celui du sol imperméable, du seigle et du châtaigner et de l'eau de surface.

Nous étions en assez bonne compagnie pour apprécier et respecter la différence des cultures et pour rigoler des abrutisseurs qui en faisaient chicane. »

Lucien Bonnafé appréciait particulièrement la dispute, l'affrontement des idées dont il soulignait sans relâche qu'elle n'avait rien à voir avec la chicaille, façon stérile d'affronter des arguments manquant de rigueur, n'apportant rien d'intéressant, manquant d'ironie et contribuant enfin trop souvent à la division dont Bonnafé n'a jamais cessé de dénoncer les méfaits comme en témoigne le récurrent « diviser pour régner », titre du dernier message transmis à ses amis quelques jours avant sa mort. Il disait : « Il y a grand besoin d'amplifier les solidarités résistantes aux lourdes emprises par façons de parler, imprégnant les "traditions et éducations", des façons de penser et modèles mentaux faisant prévaloir, dans la "nature humaine", les potentiels d'intolérances contre ceux de solidarités. Contre le *règne* de cet esprit de *division* s'impose une vision contemporaine d'"unissez-vous", dont les développements actuels restent beaucoup trop faibles. Cultiver ces résistances dans toutes cultures, en privilégiant celles où opèrent les passions dominatrices exaltant les antagonismes, dans les bellicismes d'ici et maintenant, est le grand problème du jour. Le "quelle connerie, la guerre" est la plus sage parole de Résistance aux effets des *puissances dominatrices de la parole* (et des silences !) modelant la "nature humaine" en antagonismes réciproquement concurrents, faiseurs de partitions, sécessions, discriminations, exclusions, ségrégations, etc., sous le *règne* de la *division.* »

Des disputes nous en eûmes ; la dernière concernait l'éventuelle refonte de la loi de 1990 dans le rapport de mes amis Piel et Roelandt. Pour ma part, je pensais que les dispositions prévues à propos de l'hospitalisation sous contrainte étaient fâcheuses et j'avais écrit en ce sens à Piel et Roelandt pour le leur dire et leur proposer une autre manière de faire. Il me semblait pourtant et me semble toujours que l'abrogation de cette détestable loi est indispensable. Nous étions d'accord, Lucien et moi, pour dire que la seule loi nécessaire pour la psychiatrie était une loi de finance, mais je considérais qu'aucun état n'accepterait de renoncer à ses obligations régaliennes dans ses rapports avec la folie et donc de ne pas légiférer sur l'hospitalisation sans consentement mais qu'il fallait profiter de l'occasion de la réforme pour déspécifier les modalités du soin sans consentement et utiliser l'équivocité existant entre nécessité et obligation.

A mon idée si la nécessité de soin se trouve du côté du patient, l'obligation est du côté des soignants, qui répond, en effet, de la disposition légale condamnant la non-assistance à personne en danger. La nécessité concerne la situation dans laquelle se trouve un patient, quelle que soit sa pathologie, qui rencontre une difficulté de santé particulière et dont il ne peut percevoir les conséquences pour lui-même ou pour autrui. Alors et alors seulement l'obligation de soigner s'impose au praticien.

Lucien Bonnafé n'était pas de cet avis et disait qu'il n'y a besoin d'aucune disposition légale particulière et encore moins bien sûr de loi spécifique, d'où notre cordiale et intéressante dispute.

Il était un homme dont l'exigence intellectuelle nourrissait la raison ardente pour citer les vers d'Apollinaire qu'il aimait tant :

« Mille phantasmes impondérables
Auxquels il faut donne de la réalité
Soleil c'est le temps de la Raison Ardente. »

Ainsi reprenait-il tout interlocuteur qui, parlant du très important discours sur la psychiatrie de Jack Ralite, alors ministre de la Santé, aurait dit « le discours de Sotteville » car si le remarquable ministre communiste avait bien, en 1981, été visiter l'hôpital psychiatrique de Sotteville-lès-Rouen, il était aussi allé dans des centres de consultation et autres dispositifs de proximité (je l'accompagnais alors et me souviens qu'il m'avait montré une petite usine jouxtant un CMP et m'avait dit, soulignant ses craintes quant à la situation économique et au chômage qui montait : « J'espère qu'à l'occasion d'une prochaine visite, je ne verrai pas cette entreprise transformée en lieu de consultation et ses travailleurs désespérés y venir pour soigner leur dépression… ») et lorsqu'enfin était venu le moment du discours sur la psychiatrie qui fit germer tant d'espoir, le ministre avait pris grand soin de ne pas le prononcer dans le lieu de l'enfermement mais à la préfecture de Rouen, lieu garant de toute citoyenneté.

Je me souviens aussi de l'exigence de Bonnafé quand il parlait de la Révolution française et insistait beaucoup sur une des grandes méconnaissances du discours sur l'histoire qui laisse à croire que les massacres, l'abandon de l'idéal révolutionnaire tenaient à Saint-Just, Robespierre, Marat et non aux Thermidoriens qui furent les vrais responsables de la dérive bourgeoise de ce grand moment d'espérance populaire. Bonnafé faisait remarquer à ce propos qu'il n'y a pas de rue

Saint-Just, pas plus que de rue Robespierre ou Marat. « Suivez mon regard », disait-il, pas dupe du tout de cet oubli, lui qui avait tant fait pour que l'on débaptisât les rues et facultés de médecine Alexis Carrel.

Bonnafé, acteur de l'histoire, en était aussi le témoin vigilant, dans le champ psychiatrique en particulier ; il ne cessait de dire par exemple qu'il est scientifiquement inexact de soutenir que l'ambiance et les relations entre soignants et soignés dans l'institution psychiatrique n'ont été modifiées que par le Largactil. Une publication faite avec Louis Le Guillant démontre que c'est l'introduction dans les services de la psychothérapie institutionnelle dialectisant la relation des lieux et des liens qui a permis cette évolution. Sven Folin son ami disait : « Ils ne veulent pas que l'on sache ce que nous avons fait avant le Largactil. »

Cette réalité historique est largement méconnue ; faut-il s'en étonner à l'époque où la souffrance humaine est volontiers réduite au désordre de la biochimie moléculaire et la clinique psychiatrique à la mise en parallèle de symptômes et de statistiques et ou enfin la tentative effrénée de modifier des comportements tente de tenir lieu de thérapeutique.

Témoin de son exigence aussi, la vigilance qu'il déployait par rapport aux dérives du sens des mots, ainsi dans son dernier mail insistait-il, une fois encore, sur la perte de sens du mot *amalgame.* A l'origine ce mot signifie : mélange de deux substances qui donne naissance à une troisième dont les propriétés constituent un progrès par rapport à celles amalgamées. Que ce mot signifie aujourd'hui dans une acception devenue coutumière : confusion fâcheuse qu'il convient de critiquer de deux faits ou éléments, est à bien des égards intéressant au jour où les différents mélanges ou rencontres de couleurs, de classes, d'idées n'ont pas nécessairement bonne presse.

Lui qui avait beaucoup écrit sur ses amis disparus, affirmait que le meilleur hommage que l'on puisse leur rendre était de continuer le travail.

L'hommage que Lucien Bonnafé rendit à son ami Jacques Lacan, dans les propos liminaires de son beau livre *Psychiatrie populaire, par qui ? pourquoi ?*, aux éditions Scarabée, CEMÉA, en 1981, se termine ainsi : « Aux antipodes [...] des usages qui voudraient qu'on ne parle qu'en copie conforme de la parole de quelque maître à penser, que chacun soit incité à créer son propre être et son propre discours, à la fois avec les apports des plus illustres producteurs d'idées, à la fois avec ceux des plus humbles anonymes. »

Il s'agit donc de s'y coller et Lucien n'a jamais cessé de nous inciter, la bande des copains de l'Essonne : Bernadette Chevillion, Pierre Sadoul, Roger Ferreri, Franck Chaumon, Jacky Besson, l'exigeante Jacqueline Schwarz, Marie-Hélène Texier, Annick Buonanno et tant d'autres à prendre à bras le corps ce qu'il convenait de faire pour résister à ce qui enferme, exclut.

Et Bonnafé de remarquer que « toutes les variations parfois impressionnantes, qui ont marqué l'histoire de cet ensemble, nommé "psychiatrie" depuis bien peu de temps sont restées globalement dominées par une problématique de prise en charge, de conduites de partition, de séparation, d'exclusion etc. » Il disait : « Mais qu'est-ce que vous attendez ? » Nous n'attendions pas, nous nous y engagions, mais à notre manière de preneur de balle au bond.

Nous savions qu'il y a nécessité à vivre au plus près et au plus vif de la cité. Je pense en particulier, à toute l'attention portée par les infirmières et infirmiers, l'équipe des Mozards (le centre de soin créé par Bonnafé à Corbeil en plein accord et avec le soutien constant du maire de cette époque Roger Combrisson) aux patients les plus en difficulté, seule vraie alternative à l'hospitalisation Je pense à ce qu'ont réalisé Bernadette Chevillion et les membres de l'association Arimage pour que les patients ne soient pas exclus de la culture, pour qu'une interlocution entre les services de soin, les représentants de la population, les élus, les travailleurs des différents services des tutelles, des théâtres et bibliothèques puisse rendre possible que le retour ou le maintien des *fous* dans la cité puisse ne pas être un vain mot. Je pense aussi au travail exemplaire déployé par le cher Paul Brétecher et l'équipe d'AGAPES, le « Restaurant dans le Théâtre », pour que certains parmi les plus en difficulté puissent accéder ou conserver une activité professionnelle et bénéficier d'une formation professionnelle en continuant d'être soignés.

Je pense aussi à ce que Bernadette a fait pour accompagner Lucien, pour que son œuvre puisse être consultée par tous, pour que sa mémoire ne se perde pas, pour que nous essayions au jour le jour de nos pratiques de faire en sorte que la destruction du système asilaire permette la libération, « les potentialités soignantes contenues dans le peuple », et qu'enfin l'interlocution avec les gens là où ils vivent, apprennent et travaillent confirme la consistance du projet désaliéniste.

Il attendait Lucien, impatiemment, un signe, un mouvement, une virgule, qui indiquerait que son incroyable capacité de résistance à la domination de l'homme par son semblable serait continuée, prolongée, que l'on manifestât de notre place, notre engagement dans l'ardente obligation de « détruire le système asilaire pour bâtir le contraire sur ses ruines ».

Il faut bien dire que l'époque n'est pas trop aux rêveries, que l'utopie a mauvaise presse et que l'ardeur révolutionnaire est invariablement affublée de ses oripeaux les plus bureaucratiques ou des dérives thermidoriennes les plus porteuses de méconnaissances.

Vouloir construire un système de santé mentale au service du plus grand nombre, au plus proche de la cité, au fonctionnement le plus souple et par conséquent le plus déhiérarchisé possible n'est pas vraiment dans l'air du temps où la postmodernité déguise le retour de son refoulé gestionnaire derrière les masques hideux, d'une évaluation traumatisante, d'une clinique qui ne le serait pas moins et de thérapeutiques qui devraient avoir une vertu, l'efficacité, « quelle efficacité ? » demanderais-je au diable si je savais où il se niche.

Nous payons sans doute très cher la façon dont a été entendue notre demande de moyens supplémentaires (puisque nous pensons qu'il faut du monde pour s'occuper du monde qui souffre) comme celle de gaspilleurs potentiels et avérés dont il faut contrôler la pratique pour que ne se dilapide pas l'argent public.

Quel gaspillage ? Dont les critères seraient fixés par qui ?

Je rends ici hommage à Lucien Bonnafé en disant qu'il y a tout à fait lieu de lutter contre ceux qui nous cassent les pieds d'explorateurs de chemins buissonniers et de routes traversières, à coup de critères de prévalence, de PMSI, de conférence de consensus, qui nous rebattent les oreilles de leurs critiques absurdes concernant notre refus de nous plier à ce que le discours dominant nous impose et qui chaque jour déshumanise un peu plus notre rapport à la clinique avec son DSM par exemple, moyen statistique de nommer la souffrance humaine.

Je rends ici hommage à Lucien Bonnafé en affirmant : j'accuse ceux-là qui nous donnent avec une obstination lancinante des leçons de bonne conduite psychiatrique, d'avoir refusé d'ordonner comme le proposait l'excellent rapport de mes amis Piel et Roelandt, la fermeture des grandes concentrations asilaires, des bastilles psychiatriques, des hôpitaux psychiatriques au nom du fait que cela serait déjà fait. Tu parles !

Pourtant, les auteurs du rapport ne disaient pas « tout de suite » mais « au terme de vingt ans », temps d'ailleurs qu'il a fallu à la loi 180 italienne pour montrer son bien-fondé.

Pourtant ceux qui décident et ne s'adressent à nous que pour ordonner d'économiser ont donc décidé de laisser se pérenniser le dispositif asilaire alors que Benedetto Saraceno, ami de Basaglia et responsable de la santé mentale à l'OMS, ne cesse de répéter qu'il existe une constante dans l'analyse des dispositifs psychiatriques dans le monde, à savoir qu'il s'agisse de pays riches ou pauvres, l'hôpital psychiatrique est partout le dispositif le plus coûteux et le moins utile.

Il y a lieu de poursuivre en effet le travail commencé par Bonnafé et quelques autres en revendiquant haut et fort, je le répète, « la destruction du système asilaire pour bâtir l'inverse sur ses ruines » en mettant à disposition du plus grand nombre au plus près de son domicile les équipes soignantes pluridisciplinaires les mieux formées cela va sans dire sans doute (j'ai pourtant idée qu'il y a tout à fait intérêt à le dire peut-être même à le répéter voire à le marteler au cas où par extraordinaire ça ne serait pas entendu).

Quand je pense qu'il y a plus de trente ans, Tony Lainé fermait l'unité d'hospitalisation de son service et installait un dispositif de soin de proximité léger, souple, utilisant les moyens du droit commun par exemple des taxis et pas des ambulances pour transporter les enfants de leur domicile au lieu de soin. Et voilà qu'aujourd'hui pourtant il existe peu de projets qui ne demandent des lits d'hospitalisation pour enfants. Y a-t-il eu, dans ces services, où l'on était plus concernés par la clinique que par « les lits » autant d'enfants maltraités que cela, ou est-ce l'inverse ?

Et si l'on cessait de ne parler que de lits pour se préoccuper du fait que plus d'un enfant sur six prend un médicament contre « les cris et les larmes », comme Lucien ne cessait de le dire.

Il y a de l'inouï dans ce discours si l'on considère que « l'inouï n'est pas du côté de l'inaudible ou de l'inintelligible. A charge de subvertir le sens commun et les clartés trop bien définies d'un ordre social qui étouffe le meilleur des puissances de l'homme. » [1]

Il m'est arrivé de me demander ce que l'on avait fait de ce qu'avait fait Françoise Dolto à considérer ici ou là la façon de traiter les

---

[1] Philippe Bousquet et Jean-François Reverzy, cités par Lucien Bonnafé, dans *Désaliéner ? Folie(s) et société(s)*, Presses universitaires du Mirail, 1992, p. 189.

enfants. Chaque jour, je me pose la question de savoir ce que l'on fait de ce qu'a fait Bonnafé et de ce qu'il a dit et écrit.

Se trompait-il, mon vieil ami, quand il disait qu'une des carences les plus préoccupantes tenait au manque de quichottisme. « En pointe dans la perception et le traitement de cette réalité (l'onirophobie), le psychiatre n'y est heureusement pas seul [...]. Il connaît mieux que personne la malfaisance de ce déploiement de répressions, de prohibitions, il peut et donc doit aider tout un chacun à déjouer les pièges dans et par lesquels se constituent les états de carence qu'on lui demande de réparer : carences oniriques, carences imaginaires, carences poétiques, carences de quichottisme. » Lucien citait aussi Miguel de Unamuno qui écrit dans *Le sentiment tragique de la vie chez les hommes et les peuples* en 1913 : « Don Quichotte mourut et descendit aux enfers, il y entra la lance en arrêt et délivra tous les condamnés comme il l'avait fait autrefois pour les galériens et, en fermant les portes, il en arracha l'inscription, celle que Dante avait lue et il en mit une autre qui disait *vive l'espérance* [...], et puisque tout reste à faire quand les damnés rescapés se rient de lui comme les galériens délivrés l'avaient lapidé, l'entreprise quichottesque continue. »

Acceptons en l'augure, donnons lui donc consistance et continuons donc à rêver nos projets ; nous ne pouvons, en effet ignorer la fécondité onirique, le faire serait un comble. Tony Lainé ne disait-il pas en introduction à son dernier « projet de service » qu'il ne se ferait jamais à cette injonction : « Il ne faut pas rêver ! »

Si, dans cette perspective, nous avons pour préoccupation d'actualiser le « Personnage du Psychiatre », nous ne pouvons manquer de rappeler ce que Lucien Bonnafé disait dans *Désaliéner*, page 125 : « Je n'aurais pas la cruauté d'insister ici : toute ma réflexion est centrée sur cette situation capitale, toutes les questions que je me pose et que je pose sur le personnage du psychiatre et sur son grand dilemme complicité ou combat quichottesque, peuvent se formuler en écho à la question de Foucault. Comment, dans ce climat de terreur blanche, la psychiatrie peut-elle se donner bonne conscience ? »

Bonne conscience sans doute dans le fait d'orienter la formation des infirmiers du côté où le discours des patients ne représenterait plus une énigme renvoyant à celle de tout humain et dont la tentative d'élucidation constituerait la noblesse du travail mais plutôt du côté où ils représenteraient une menace constante devant occuper l'essentiel des énergies et du temps de réflexion. Dans le même temps d'ailleurs où certains responsables d'établissements soucieux sans doute de voir au moindre incident leur responsabilité questionnée, (judiciarisation galopante de la société oblige), vont jusqu'à proposer que des personnels non soignants puissent intervenir dans les services en cas d'agitation d'un patient mettant là encore au premier plan la sécurité sous la forme du maintien de l'ordre et non sous celle plus complexe certes mais tellement plus éthique de l'écoute de ce qui dans la montée de la violence peut dire d'un mal être à entendre.

Lucien Bonnafé était celui qui résistait, il n'avait de cesse que l'on ne prenne pas le scientisme pour la science. Sa fréquentation assidue de Bachelard l'amenait à rappeler sans relâche qu'il n'y a pas d'énoncé scientifique qui ne se termine par « ça dépend ». Il rappelait le principe d'incertitude et se demandait haussant les épaules et les sourcils comment on pouvait à ce point mésestimer l'effet de l'observation sur ce qui est observé.

Son dernier livre publié chez Erès, *Psychanalyse de la connaissance*, est le prolongement renouvelé de sa rencontre avec le philosophe. C'est ce souci d'une véritable démarche scientifique, d'une éthique rigoureuse et de la place que les infirmiers devaient, pouvaient prendre dans le dispositif soignant qui avait amené Lucien Bonnafé à écrire un texte fameux sur *Les techniques d'observation*. Il était soucieux que l'on abandonnât la vieille méthode « des rapports » faisant remarquer qu'il valait mieux ne pas oublier ce que l'on faisait aux rapporteurs dans la cour des écoles et aussi que les patients cessassent d'être les objets d'une surveillance quasi entomologique issue du modèle asilaire à l'égide, en particulier, du très foucaldien surveiller et punir.

Cet envahissement du champ thérapeutique et de la formation par le discours le plus sécuritaire est un leurre supplémentaire agité devant les soignants et qui les disqualifie un peu plus. Jacques Lacan dans son texte sur l'agressivité en psychanalyse indique : « Assurément l'adaptation des adversaires dans leur opposition sociale semble progresser vers un concours de formes, mais on peut se demander s'il est motivé par un accord à la nécessité, ou par cette identification dont Dante dans son enfer nous montre l'image dans un baiser mortel. » Ne vaudrait-il pas mieux questionner ce qu'il en est de cette identification que de désigner « les fous » comme bouc émissaire ?

Certes une violence réelle est faite aux infirmiers et autres serviteurs du service public et ce ne sont pas les patients qui en sont les auteurs mais les organisateurs institutionnels de la dérive gestionnaire et de l'esprit de système subordonnant.

Ceux-là ont déqualifié les soignants en psychiatrie par la suppression de l'internat en psychiatrie, par la suppression du diplôme d'Infirmier de Secteur Psychiatrique, laissant les médecins à la seule formation hospitalo- et biologico-centrée de l'appareil hospitalo-universitaire dont la pratique n'a rien à voir avec l'exercice de la psychiatrie de terrain et laissant croire aux jeunes infirmiers diplômés d'Etat que trois mois de formation psychiatrique spécifique sont suffisants pour acquérir la compétence requise et mener à bien la très difficile tâche de soigner à l'enseigne de « l'art de l'écoute et de l'écho » leurs semblables débordés par une souffrance psychique. Il y a là une vraie violence en effet.

Bonne conscience et violence aussi dans la parodie de démocratisation du fonctionnement des services où, plutôt que de se poser la question de savoir comment il est possible de déhiérarchiser leur fonctionnement, l'on a institué un nouvel ordre hiérarchique créant par exemple le statut d'infirmier général, transformé depuis peu en directeur des soins, comment s'en étonner, il y a bien paraît-il des directeurs de conscience ? Cette différenciation qui ne privilégie pas la compétence dans la réflexion thérapeutique mais l'appartenance à telle ou telle catégorie professionnelle ou l'accession à un grade est une imposture. Elle voit, en effet la claire subordination des infirmiers aux médecins, au moins en termes de rapport de classe, être remplacée par un lien hiérarchique où la domination par son semblable prend tout son sens.

Bonne conscience enfin dans le déferlement des réglementations dans cette introduction de « La démocratie à l'hôpital », comme disait le ministre, auteur de la loi sur le droit des malades, au journal *Le Monde*. Triste démocratie en effet que celle qui oblige les praticiens à montrer le dossier, tout le dossier aux patients. De quelle légitimité s'autorisait donc le ministre pour, au nom de tous, ouvrir la boîte de Pandore d'une parole toute dont chacun sait qu'elle peut tuer. L'adage populaire est plus prudent qui met en garde : « Toute vérité n'est pas bonne à dire. »

Cette bonne conscience hypocrite assène ces bonnes paroles au titre d'une *humanitairerie* tenant lieu de discours politique. C'est ainsi aussi que ce discours vient soutenir au nom de je ne sais quel devoir d'ingérence dit-on, ne faudrait-il pas dire d'intrusion, une intervention criminelle en Irak. Faut-il rappeler que ce pays est aussi peuplé de femmes, d'enfants, de vieillards et de combien d'innocents des crimes de Saddam. Rien n'y fait : l'on sait ce qui est bon pour ces gens. Ne trouve-t-on pas là le ressort habituel de tous les totalitarismes : prétendre absolument au bien des gens, de préférence à leur insu et toujours contre leur gré ?

Comme on est loin de ce registre quand Bonnafé, travaillant à ce que les « gardiens de fous des asiles » puissent devenir des infirmiers, propose dans sa première causerie aux CEMÉA, de réfléchir au fait qu'« un peuple qui en opprime un autre ne peut pas se dire un peuple libre ». Pourtant nous ne sommes pas parvenus à faire passer l'idée qu'il est catastrophique de vouer le site de Perray-Vaucluse déserté par les « fous » parisiens et ceux qui les soignent, au tout sanitaire, sanitaire et social, ou social. Rien, aucune des réunions auxquelles nous avons participé Lucien et moi, aucun des arguments déployés n'ont empêché que, dans un retour effroyable des très mauvaises habitudes enfermantes héritées de la transformation des léproseries en hôpital général, de celui-ci en asile d'aliénés, une mégapole asilaire ne soit créée pour y accueillir les fous de l'Essonne, enfants y compris, les pauvres vieux de Nanterre, les autistes et psychosés d'enfance de partout dans des foyers de taille inhumaine et des MAS que Paris ne veut pas.

Nous avons une petite idée aussi de ce qui se pourrit au royaume des bonnes consciences gouvernantes quand on oublie que « le comportement d'une société envers ses déviants est un des meilleurs témoignages de son degré de civilisation »[2], Lucien ajoutait aux déviants les vieux et les enfants.

On pourrait en effet être tenté au titre de la rationalité gestionnaire de ne pourvoir qu'à ce dont les gens ont « besoin pour subsister, les maintenant ainsi en situation de dépendance » plutôt que de déployer les moyens de « mettre ces sujets en mesure de se développer et d'acquérir le maximum possible d'indépendance et d'autonomie »[3], la plus absolue obligation désaliéniste étant de permettre que les personnes les plus en difficultés accèdent à ce qui « leur manque le plus : la dignité et la liberté »[4].

---

[2] *Esprit*, n° 11, novembre 1965.
[3] Paul Sivadon, « L'arriéré dans le monde moderne », *Esprit*, n° 11, novembre 1965.
[4] Paul Sivadon, *ibid*.

Lucien Bonnafé n'a eu de cesse de faire en sorte qu'à l'enseigne du soin l'on ne mésestime pas l'appartenance de tous à la communauté des humains.

Il avait une idée assez claire de ce qui pouvait advenir lorsque cette vigilance venait à faire défaut : 40.000 patients sont morts dans les hôpitaux psychiatriques pendant la guerre. 40.000 ont payé de leur vie l'ignominieuse politique du gouvernement de Vichy, idéologiquement référée, imposant aux responsables des services d'attribuer les rations alimentaires en discriminant ceux qui « valaient la peine ». Ce résistant de grand fond rappelle que c'est dans les écrits d'Alexis Carrel, en particulier dans *L'homme cet inconnu*, que l'on trouve les idées eugénistes à l'origine de cette « extermination douce » dont parle Max Laffont dans son livre préfacé par Lucien Bonnafé. Ces idées ont inspiré le leader actuel de l'extrême droite française qui nomme aujourd'hui Carrel comme sa référence scientifique et comme fondateur de l'écologie.

On ne peut parler de Lucien Bonnafé sans évoquer ses compagnons, poètes, philosophes, psychiatres, psychanalystes ; Copernic et Galilée, Baudelaire et son *Cygne*, le *Cortège* d'Apollinaire, Eluard et ses *Souvenirs de la maison des fous*, Tzara, Cassou, Desnos, Queneau, Doisneau, Bachelard, Canguilhem, Crevel, Breton, Marx, Freud, son ami Lacan, Le Guillant, Tosquelles, Tony Lainé, ceux aujourd'hui dans la peine : l'ami Bernard Doray, Jean François Reverzy sans qui je n'aurais pas rencontré Bonnafé et qui est un des artisans les plus talentueux et déterminé d'une pratique désaliéniste résolue et sans concession, et aussi Hélène Chaigneau, Angelergue, Ajurriaguerra, Jean Oury, Jean Ayme, ces derniers venus discuter avec Lucien Bonnafé lors du séminaire du pavillon des Tamaris à Etampes (aujourd'hui dénommé Alberto Giacometti) dont Lucien était le fil rouge.

A ce séminaire était venu aussi Monsieur Roumieux dont le témoignage précieux rendait bien compte de ce que Lucien s'était échiné à mettre au travail : il n'y a pas de psychiatrie et encore moins de santé mentale sans infirmiers bien formés et en nombre suffisant, n'est-ce pas Yves Gigou ?

Je pense aussi à Serge Cholet qui a tant fait pour que soient édités les *Verbes actifs*, voilà qui est fait aujourd'hui dans le *Miroir ensorcelé* ; le cher Armand Ajzenberg, qui connaît si bien Henri Lefèvre, y a été pour beaucoup aussi.

Et tous les autres...
Cortège...

> « Rien n'est mort que ce qui n'existe pas encore
> Près du passé luisant demain est incolore.
> Il est infirme aussi près de ce qui est parfait
> Présente tout ensemble et l'effort et l'effet. »
> G. Apollinaire

Enfin, me viennent en mémoire à propos de la disparition de cet homme dont c'était une chance inouïe que de l'avoir côtoyé, les mots de René Char à propos de la mort d'Albert Camus dans son texte *L'éternité à Lourmarin* : « Il n'y a plus de ligne droite ni de route éclairée avec un être qui nous a quittés. Où s'étourdit notre affection ? Cerne après cerne, s'il approche c'est pour aussitôt s'enfouir. Son visage parfois vient s'appliquer contre le nôtre, ne produisant qu'un éclair glacé. Le jour qui allongeait le bonheur entre lui et nous n'est nulle part. Toutes les parties presque excessives d'une présence se sont d'un coup disloquées. Routine de notre vigilance... Pourtant cet être supprimé se tient dans quelque chose de rigide, de désert, d'essentiel en nous, où nos millénaires ensemble font juste l'épaisseur d'une paupière tirée. Avec celui que nous aimons, nous avons cessé de parler, et ce n'est pas le silence. »

Michaël Guyader n'était pas avec nous à Corbeil le 15 octobre 2003 car Bernard Doray et lui étaient à ce moment en route vers Gaza pour une mission de coopération entre la France et la Palestine concernant « la santé mentale communautaire ». L'écho portait donc loin en ce jour la révolte contre les murs qui n'ont de cesse d'enfermer, aliéner, sacrifier.

Le temps qu'on peut chasser ou faire revenir[1]

Jacqueline SCHWARZ-GUYADER

Tout de même, ce n'est pas exactement un père que fut pour nous le docteur Lucien Bonnafé ! La jeunesse qui vint le rejoindre dès la fondation des Mozards, ou peu après, avait déjà entamé sa propre histoire : au berceau à la fin de la deuxième guerre mondiale, adolescence voûtée sous le silence qui entoura la guerre contre l'Algérie, rebelle encore à la guerre contre le Viêt-Nam, début de vie professionnelle sous les auspices de Mai 68.

Lorsque nous présentons aujourd'hui le travail du secteur public de psychiatrie corbeillois à de jeunes stagiaires psychologues, infirmiers ou assistantes sociales, nous constatons qu'ils ne sourcillent nullement devant l'offre d'un vaste dispositif accueillant soutenu *par un personnel en nombre suffisant, au statut honorable, et compétent* dont la qualité s'enrichit régulièrement des apports que chacun se donne à ses frais ou reçoit dans le cadre de la formation continue et des séminaires locaux. Etonnés de ce que cela paraisse aux stagiaires comme allant de soi, bien réveillés aussi par les actuelles tendances technocratiques sans âme mais gloutonnes de fausses économies, nous réalisons notre devoir de transmettre qu'il y a, chronologiquement certes, mais surtout logiquement, en psychiatrie « un avant et un après

[1] Les mots en italiques sont des motifs extraits de la langue de Lucien Bonnafé dans le poème de *La jolie rousse*, Apollinaire.

Lucien Bonnafé ». Apprendre à lire le visible corbeillois non comme tombé là par la grâce du progrès continu de la science mais comme l'irruption d'une juste colère, d'un long travail des lumières dans l'ombre avant la réalisation d'un espoir de *modèle de contraste* avec les pratiques ambiantes.

La psychiatrie refusée par Lucien Bonnafé et ses compagnons, par certains de ses pairs d'ici ou d'ailleurs voués à une cause semblable, n'est pas une pièce de musée moyenâgeuse ; il suffit de se reporter à notre propre mémoire de stage en 1967 pour ne pas oublier les hauts murs des villes asilaires, l'odeur mélangée de tambouille, d'urine et de médicament, toutes les portes fermées derrière lesquelles se pressaient autour de blouses blanches avec en appendice un trousseau de clefs sonore, des dizaines d'hommes uniformément vêtus de drap bleu ; pour se souvenir ici, des grimaces moqueuses faites dans le dos d'un patient par un ponte de la présentation de malades, là, du commentaire humiliant d'une autre sommité : « Bon alors lui, question QI, c'est le vol des hirondelles un jour d'orage » et de l'accueil que reçut un pauvre hère attendant depuis des heures son tour pour connaître le verdict concernant sa sortie : « Pas de Calais ? Combien de litres ? » Dans le même temps, notre amie B. Loevenbruck, éducatrice spécialisée (qui fut ensuite heureuse de travailler en relation avec Tony Laîné et son équipe) s'ébahissait de trouver dans un service parisien universitaire de renom des enfants jeunes sinon très jeunes psychiatrisés, enfermés eux aussi toute la journée, eux aussi uniformément affublés d'un innommable coton (blanc cette fois) ficelé derrière le dos, privés de couteau pour manger, sans le moindre tas de sable ou la moindre bassine d'eau pour jouer.

Des patientes aussi, plus ou moins de notre âge, nous ont enseigné comme elles ont été marquées par les conditions de traitement vécues par un de leurs parents : avant l'installation de l'hôpital spécialisé d'Etampes, dans les années 1960, Clermont de l'Oise était le lieu d'hospitalisation psychiatrique de la population corbeilloise. L'expédition d'autant plus difficile pour les familles modestes, donc rare, amplifiait l'imaginaire et les angoisses de la séparation. L'absence de la mère s'accompagnait parfois de l'éparpillement des frères et sœurs chez des tantes ou des voisines. La visite à Clermont tenait de l'apparition : une triste figure maternelle déambulait en robe de chambre en plein milieu de journée dans des lieux étranges parmi des fantômes plus ou moins effrayants. Au retour la honte de cette vision installait le silence qui viendrait recouvrir pour longtemps tout aveu de leur propre souffrance psychique.

Leur témoignage fait écho à celui de Monsieur Combrisson qui à l'occasion de sa responsabilité municipale créa l'Externat médico-pédagogique du boulevard de Fontainebleau à Corbeil et le CMPP pour faire cesser ce scandale d'enfants polyhandicapés ou « psychotiques » cachés au domicile familial ou « placés » loin de toute attache. Un « Centre » pour jeunes adultes « infirmes moteurs-cérébraux », perdu dans la campagne où jamais les intéressés n'avaient le droit de se balader seuls, nous révéla la douleur de ces exils forcés, de cette ségrégation affine à la déportation masquée sous l'altruisme bien-pensant, la blessure de la dépendance quand par exemple il fallait attendre dans un couloir que quelqu'un daigne pousser votre fauteuil, le ravage du sadisme ordinaire né des clans qui clivent d'autant plus les équipes que l'institution est fermée.

L'exhortation bonnaféenne à créer une autre politique de l'altérité se trouva à la bonne heure sur notre chemin. Le docteur Bonnafé avait confiance en nous et nous jouions la partition d'une psychiatrie désaliéniste en en prenant la mesure au fil du temps. Le fondateur des Mozards ne dirigeait pas à la baguette hiérarchique mais à la force de conviction de ses indications que nous avions loisir d'interpréter ; C'était assez décapant par exemple, dans un monde psychanalytique trop souvent replié sur la sacralisation de « LA Clinique » et de l'Argent dans la cure d'avoir à se demander si nous ne devions pas opérer une division féconde entre *freudisme de gauche et freudisme de droite*. L'ami des poètes surréalistes et de Jacques Lacan repoussait les tentations techniques, nous incitant à user de l'énigmatique « *n'importe quoi de préférence* » qui déchiffré nous rendait adeptes des hasards de la vie courante qui participent des vraies rencontres. Il n'avait cure des diplômes (que je lui avais tout de même promis d'obtenir pour la forme administrative en faisant sa connaissance grâce à mon collègue et ami Pierre Maire lors de l'inauguration du CMPP de Corbeil). Chacun était donc libre de pratiquer son instrument préféré, libre de travailler sérieusement, libre de se tromper et de repérer ainsi les impasses qui le remettaient en question avant d'être par cette régulière confrontation, vraiment à sa place. C'est ainsi que le tissu associatif et institutionnel du service a pu se créer et rester remarquable. Aujourd'hui nous nous savons clairement responsables de nous taire ou non devant la floraison nouvelle des dites « chambres d'isolement », vraiment responsables devant la *suraliénation* créée toutes portes ouvertes, donc plus insidieuse encore, dans la cité même par le risque d'indifférence aux conditions de vie quotidiennes des patients voués à une répétition mortifère, vraiment responsables d'une clinique digne devant la stigmatisation moralisatrice de leurs symptômes.

Les mots, le travail, le courage de Lucien Bonnafé ont un jour donné asile à notre révolte, à nos croyances et à notre parti pris. Il est émouvant, lorsque le temps est de lui rendre hommage, de voir comme naturellement son nom vient s'effacer pour évoquer les anonymes, patients ou humbles collègues qui se sont risqués à l'avènement d'une œuvre pour la cité. Comme il n'y a pas de gouvernail automatique au traitement de la souffrance psychique, ne dormons que pour rêver, veillons ensemble et un par un au cap du *bâtiment*.

« On est pays »

Pierre SADOUL

Chers acteurs et partenaires du désaliénisme que, pour certains, vous êtes sans le savoir et que, pour d'autres, vous n'êtes probablement pas alors que vous croyiez l'être, le suis-je moi-même, d'ailleurs, bonjour.

Si je suis venu travailler à Corbeil, c'est bien parce qu'il « était dans le coin », ayant acculturé cet hôpital de la commune (dont il est un des élus) à la psychiatrie et à l'attention pour les différents, souvent accueillis dans les services médico-chirurgicaux…

Nous étions « pays », du Quercy, de Figeac où nos familles habitaient, notables mais pas de la même manière, pour sûr, mon éveil fut tardif… « C'est amusant, me disait-il, tu n'es pas dans une filiation mais plutôt comme à côté et ça passe, ça se passe… » Enfin je reconstruis, je pense qu'il a dit les choses mieux que cela.

La journée d'hommage à Lucien Bonnafé vient d'avoir lieu ce 15 octobre 2003 à Corbeil-Essonnes. C'est la journée de la transmission. Quelle intensité ! Et aujourd'hui, c'est le vidéo-psy de Lorquin qui a migré cette année à Sainte-Anne, naguère animé par son ami Roger Camar, là-bas, une pensée pour eux et merci à Alain Bouvarel !

Journée d'humilité pour tous et de relance de l'esprit militant ! Il a tout dit, ce cher Lucien et pas dans la tautologie.

Résistant chercheur précoce dès la fin de l'adolescence, surréaliste, écrivain, poète, élu communal, communiste militant qui a traversé le stalinisme et le reste, ce créateur médecin de parole et de sens nous met au cœur de notre travail en pointant que l'action thérapeutique ne peut naître et se développer que dans la *sympathie* et dans l'*ambiance*. Du temps et de la chaleur, ça peut sacrément faire baisser la dose de médocs et de parpaings !

Alors, me direz-vous, chers techno-soignants à la recherche de mots spécifiant une pratique en vue de la publier, quel langage basique et souvent mièvre nous produisons parfois !

Comme dit si justement mon ami Roger Ferreri, nous ne sommes pas bonnaféens quand on voit les ravages induits par le fait que d'aucuns puissent se dire lacaniens. Les héritages, c'est plein d'héritiers... qui risquent de s'empoigner ou de s'enrégimenter, alors !

Ici on parle de transmission et non de copié collé (pour être mode) ! On garde une chance de créer, recréer, avancer en riant, toujours la distance, sacré Lucien et sa fraîcheur, il a toujours « bricolé » ce qui passait à sa portée, les situations et son ordinateur en a su quelque chose. Je n'avais jamais vu un juvénile octogénaire s'acclimater aussi vite à la bécane qu'il cravache par son travail de recherche quotidienne sur ses textes qu'il diffuse à l'envi et ceux des autres. Par ce truchement ne sortait-il pas sans désemparer de son allée des joncs marins à La Ville du Bois pour aller à notre rencontre ? Ainsi avons-nous vu Lucien passer de la photocopie à la disquette, puis au cd-rom et enfin à l'internet.

Leur maison, qu'il a dessinée est à l'image du maître de céans : astuces, espaces, développements esthétiques et fonctionnels. Ainsi passe-t-on progressivement des espaces conviviaux où, accueillis par madame Bonnafé – il appréciait tant qu'on vint le voir seul ou en petit groupe – jusqu'à ce sommet-observatoire lumineux où livres, articles, affiches, objets mènent la sarabande en un désordre structuré... prêteur, il savait pertinemment où se trouvaient ses affaires, même plusieurs années après, ça fait du lien, vous dis-je !

Un jour il m'explique : « A trente ans, j'avais tout trouvé, depuis je le travaille... », disait-il cinquante ans plus tard.

Penchez-vous vers les textes, les films et autres vidéos de Bonnafé et vous y trouverez toute la fine articulation de la psychanalyse de la connaissance qui éclaire les pratiques et stratégies anticoloniales soutenant pour chaque citoyen le processus d'auto-désincarcération des épaves, notamment celles du consumérisme anomique.

Bref, réveillons-nous avant d'être boulottés tout mou par le dentier gestionnaire hard ! Attention au DPR (diviser pour régner) et à la stratégie des isolats. Vivent les modèles de contraste, le penser d'implantation préalable !

La création n'appartient pas qu'aux artistes. Vu ? Ou : « Suivez son regard… »

Allez, venez, les jeunes… et les autres !

Le Centre de Recherche et de Documentation Lucien-Bonnafé à Corbeil-Essonnes

Bernadette CHEVILLION

En 1971, Lucien Bonnafé créé dans le « désert sanitaire » de l'Essonne, Les Mozards, premier secteur de psychiatrie géré par l'hôpital général de Corbeil-Essonnes. Cette ultime expérience bonnaféenne, originale à l'époque et *qui se situe très fortement dans l'après-68*, lui permet de mettre en pratique le désaliénisme, notion qu'il défend entre toutes.

La fondation de ce service public est due à une rencontre exceptionnelle entre deux personnalités qui partagent les mêmes idées politiques : Lucien Bonnafé psychiatre qui vient de quitter son poste de l'hôpital de Perray-Vaucluse et Roger Combrisson maire de Corbeil-Essonnes.

« ...Ma rencontre avec Lucien Bonnafé, dit Roger Combrisson [1], a marqué une époque de béatitude quant à l'accord d'une pensée de représentant des citoyens avec celle d'un spécialiste des problèmes psychiatriques. » Lucien Bonnafé lui rêvait d'être *solidaire d'une collectivité qui serait partie prenante*.

La démarche volontariste de Lucien Bonnafé pour fonder le secteur repose sur plusieurs principes qui marquent encore l'ensemble de

[1] Propos tenus par Roger Combrisson lors d'un entretien avec Jacqueline Schwarz-Guyader et Paul Brétecher.

notre dispositif de soins : *les hommes avant les murs* et *l'implantation préalable*. Lucien Bonnafé dirige Les Mozards en compagnie de sa femme Jeanne Bonnafé qui assure la direction des soins infirmiers.

Par engagement personnel et convaincu qu'il lui faut être « sur le terrain », il vient vivre dans la ville, s'intéresse très largement à la vie politique locale et à sa gestion, en devient conseiller municipal. Il tisse des liens privilégiés avec le monde social, culturel et pédagogique. Il aimait rappeler l'importance du travail entrepris avec les personnes et institutions s'occupant de l'enfance… *dans la vie du cru aux antipodes de la position expectative d'aliéniste permettant de lutter contre une affection aussi répandue dans le monde pédagogique que dans le monde psy… la maladie des isolats*.

Il déploie alors son équipe, qu'il a voulu en nombre suffisant, sur l'hôpital général et dans les différents quartiers de la ville pour être *au plus près des usagers*, lieux où peuvent se tisser des liens avec les « acteurs » du quartier. En 1974 s'ouvre l'antenne des Tarterêts, quartier déjà réputé « sensible » mais riche par sa diversité culturelle. L'ouverture d'ateliers de pratique artistique, l'apprentissage du travail en équipe et la leçon si souvent répétée par Lucien Bonnafé *des vertus d'une rencontre roborative entre l'art et la psychiatrie* nous amènent à fonder l'association Arimage en 1992. Cette antenne de quartier qui fermera en 1988, est un véritable CATTP avant l'heure, il influencera largement la pratique de celui qui sera créé en 1996, et dénommé « la Villa ».

Lucien Bonnafé quitte la fonction publique en janvier 1978 mais nous ne nous perdrons pas de vue pour autant. Nous sommes plusieurs dans le service qu'il a créé à être attentifs à faire connaître son travail, à témoigner de cette expérience corbeilloise qui lui tenait à cœur.

Il nous écrit régulièrement, comme à tant d'autres… L'outil informatique lui permet de « nourrir » ses correspondants, il s'en servira avec jubilation jusqu'à la fin de sa vie.

En partenariat avec la municipalité et le Centre hospitalier, nous organisons avec lui des rencontres et commençons à présenter ses archives et sa collection d'*œuvres de la folie*.

En 1992 *il désire faire quelque chose qui soit par principe aussi coproduit que possible*. Nous organisons à la Médiathèque municipale un débat « Désaliéner ? folie(s) et société(s) », avec Tony Lainé et exposons des photographies issues de sa collection personnelle (celles de Robert Doisneau lors de l'exposition à Sainte-Anne en 1946, de Jacques Matarasso, Eluard et Bonnafé à Saint-Alban hiver 1943...) ainsi que des documents conservés par son grand-père, l'aliéniste contestataire Maxime Dubuisson.

A cette occasion Madeleine Lommel, fondatrice de l'Aracine musée d'art brut et Michel Thévoz, conservateur de la collection de l'art brut à Lausanne découvrent *les trésors* de la collection de Lucien Bonnafé.

Conscient alors la fragilité de ses documents (principalement des dessins) et de la difficulté d'une bonne conservation il choisit de les déposer au Musée d'art moderne de Villeneuve d'Ascq qui accueille la collection de l'Aracine. En mai 1997 est inaugurée en sa présence l'exposition « art brut, collection du docteur Lucien Bonnafé » au musée d'art moderne de Villeneuve d'Ascq en parallèle à l'exposition « art brut, collection de l'Aracine ».

Le choix de confier ses documents dans des lieux *faits pour* lui avait fait choisir la SERHEP[2] pour commencer à y déposer ses archives personnelles, celles à caractère scientifique et professionnel.

Dans les dernières années se trouvant fort encombré de documents notamment de revues, il imagine un lieu de conservation... « dans la perspective de la transmission et de la mise à disposition de mon travail, dans celle aussi de la lutte contre les diverses méconnaissances dont font l'objet les projets désaliénistes et contre les diverses entreprises d'abrutissement ... » Ce conservatoire, il le souhaite à Corbeil-Essonnes si possible, ce qui marque l'attachement de Lucien Bonnafé pour cette ville.

L'opportunité d'ouvrir un tel lieu se présente lors de la transformation, dans l'ancien hôpital Gilles de Corbeil, du pavillon Vivaldi en Unité d'hospitalisation pour le secteur de psychiatrie de Corbeil. Des négociations entre la SERHEP, Alain Deniau, médecin-chef des Mozards et la direction du Centre hospitalier sud-francilien aboutissent à la création d'un Centre de Recherche et de Documentation Lucien-Bonnafé[3].

---

[2] Société d'Etudes et de Recherches Historiques en Psychiatrie, créée en décembre 1986 par André Roumieux dans l'hôpital de Ville-Evrard.

[3] SERHEP Section Corbeil, 10 rue du Bas Coudray, 91100 Corbeil-Essonnes, 01.60.90.77.75/76.

Dans cette annexe corbeilloise de la SERHEP et selon Bonnafé : « ...Les collections de documents imprimés ne prendraient alors qu'une place très modestement matérielle [...] à côté d'un équipement bien conforme aux besoins contemporains, avec le meilleur usage du matériel informatique [...]. Selon son vœu, cet instrument de recherche plus ou moins savante pourrait et devrait accomplir une fonction d'école de sciences et de philosophies populaires. » A partir de ce moment, il nous confie régulièrement des revues, des textes, des documents... « toute contribution à cette action de résistance » dans l'Essonne.

Ce centre est inauguré en sa présence et celles de ses « vieux » amis le 20 octobre 2000 à la Médiathèque municipale de Corbeil-Essonnes, un débat « Histoire de la psychiatrie : entre oubli et transmission » anime cette soirée.

Nous continuons alors à travailler ensemble, à trier, à classer, à multiplier les rencontres avec ceux très nombreux qui désirent le rencontrer et en octobre 2002 à l'occasion du festival « Hors du Sillon », manifestation fêtant les dix ans de l'association Arimage, la SERHEP-Corbeil organise avec la Médiathèque municipale une conférence avec Lucien Bonnafé. Ce sera sa dernière représentation publique. Ce même soir a lieu un concert-bavard au cours duquel Denis Lavand lit des lettres issues de la collection Bonnafé (datées des années 1940, en provenance de Maison-Blanche et Saint-Alban). Une grande exposition présente des souvenirs et objets qui lui sont chers (photographies, album du grand-père Dubuisson, objets réalisés par des malades, livres, etc.).

Le 21 octobre 2000, au lendemain de l'inauguration du Centre qui porte son nom, il réagissait dans un texte en parlant de cette rencontre comme d'un « rassemblement très significatif sur lequel s'appuient des demandes de persévérer ».

Il terminait son texte par : « A vous de jouer dans l'activité désaliénante. Votre serviteur Lucien Bonnafé. »

Il nous quitte le 16 mars 2003 nous laissant le soin de continuer le travail. Nous nous efforcerons de garder intacte la mémoire de celui qui se définissait « comme praticien acharné de l'exploration des oubliettes » et travaillerons à diffuser au plus grand nombre son expérience, ses écrits, sa pensée, sa combativité.

Tentative de bibliographie – période Corbeil-Essonnes 1971/78 :

« L'enfant, la famille, l 'école, la psychiatrie de secteur », avec Tony Lainé, *L'Ecole et la nation*, n° 202, octobre 1971.

« Psychiatrie et répression », *Nouvelle critique*, n° 56, octobre 1972.

« Dossier Corbeil – un pas vers une psychiatrie différente », *Information psychiatrique*, avril 1973.

« Trois fragments sur psychiatrie et liberté », *Psychiatrie d'aujourd'hui*, n° 22, 1974

Dans cette nuit peuplée, Editions Sociales, 1977.

« Au-delà de l'hospitalisation – approches d'une théorie du travail à pleines journées en psychiatrie », *Information psychiatrique*, juin 1978.

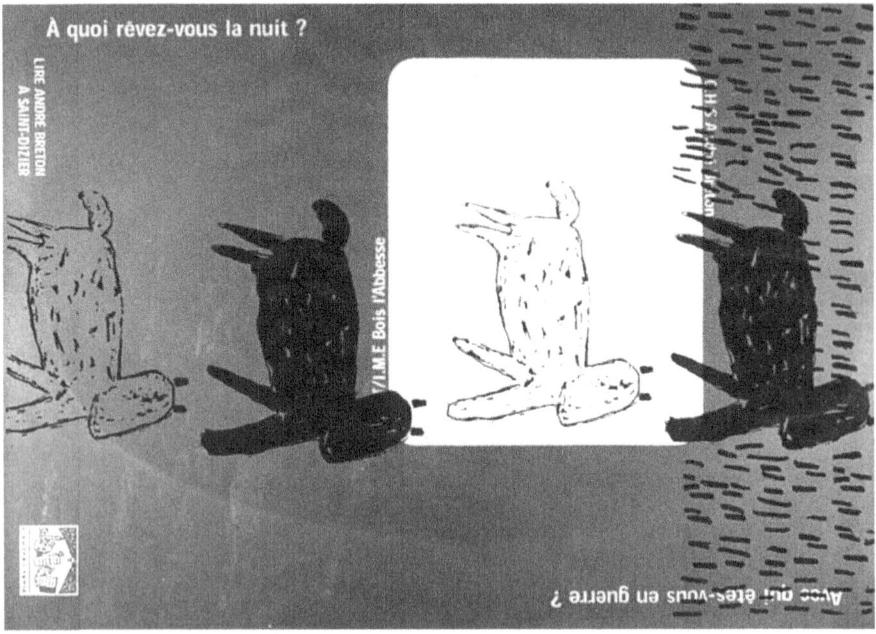

« A quoi rêvez-vous la nuit ? » « Avec qui êtes-vous en guerre ? »
Lire André Breton à Saint-Dizier

A toi de jouer, cher lecteur

Cortège

Cher lecteur,

Je m'adresse à toi, par-delà tous les compagnons qui se retrouvent ici dans ce livre et tous les autres qui lui font naturellement cortège, ceux qui tentèrent d'être de tous les combats désaliénistes. Je m'adresse à toi, nouveau venu, jeune étudiant ou praticien déjà, ou bien à toi qui n'y connaissais rien croyais-tu en ouvrant ce livre, qui es entré là par hasard.

Quelle folie te pousse donc à croiser aujourd'hui les pas de celui qui fut un artisan majeur d'un autre regard sur la folie ? Sais-tu bien encore d'ailleurs ce que nous persistons à dire sous ce mot, folie, puis qu'aujourd'hui la langue de bois des savoirs experts a dissous tous les noms, a fabriqué des regroupements de symptômes pour répondre d'abord aux normes de l'industrie pharmaceutique ?

Si tu as lu cet ouvrage, c'est que tu es la preuve vivante que ça ne marche pas, que ce n'est pas vrai, qu'il y a autre chose que cette pensée unique monstrueuse qui ravale chaque jour nos actes au rang de gestes opératoires, qui norme, qui comptabilise, qui enserre dans des codes des protocoles, des procédures, et qui nous intime d'ajouter à tout cela la considération que l'on doit au client – pardon à l'usager ! Tu sais que les montagnes de rapports qui ne cessent de vouloir nous faire penser que nous sommes les artisans premiers de la dérive dépensière, alors qu'il faut ra-tion-na-li-ser (ah ! Lucien, les filières sanglantes de la raison aux abois !) n'empêcheront pas longtemps que se sache l'incroyable scandale de la régression dans laquelle la psychiatrie de secteur est en train de plonger.

Il va te falloir à ton tour reprendre un certain combat et dénoncer ce dont ils nous ont fait les artisans : l'augmentation inouïe des placements sous contrainte, la multiplication des chambres d'isolement, bref disons le mot, le retour de l'asile ! Sais-tu que sans vergogne aujourd'hui des officines ont le front de venir vanter la marchandise, les nouvelles modèles de camisoles de force !

Ah, ils ont l'air fin tous ceux qui ont voulu faire croire que l'ère du médicament avait définitivement révolutionné la psychiatrie et fait disparaître le problème de la contrainte ! Hélas, il en est aujourd'hui qui, dans cette course en avant, en rajoutent encore dans la compromission et réclament que l'on puisse disposer de lois pour contraindre les patients à se soigner, même hors de l'hôpital.

Es-tu désespéré ? Veux-tu croire avec tant d'autres que la belle époque est désormais révolue, qu'il n'est plus le temps où Lacan rassemblait les foules pendant que Lucien Bonnafé s'avançait, nouveau Don Quichotte, hors les murs de l'asile ? Détrompes-toi. Ce fut aussi un temps où la violence asilaire faisait rage dans le silence des hôpitaux, où la lucidité de quelques-uns cachait la violence complice de beaucoup et où, comme le disait souvent Lucien Bonnafé, tel le prophète il « parlait dans le désert ».

Certes les temps sont durs et la machine du Château immense et perfectionnée. Mais c'est à toi, et à nous avec toi, qu'il revient d'inventer les mots pour combattre les nouveaux moulins à vent. Les moulins de la langue nouvelle de la bureaucratie évaluative, la langue qui mesure et accrédite, qui vide nos actes de leur poétique. Il faut que tu dises le monde nouveau, le monde tel qu'il est devenu et l'autre monde, celui dont tu rêves.

Comme Lucien le disait si souvent, cher lecteur,
A toi de jouer.

Les auteurs

• Armand Ajzenberg : membre du comité de rédaction de Syllepse, vice-président des Editions Syllepse

• Jean Ayme : psychiatre honoraire, ancien président du Syndicat des Psychiatres des Hôpitaux

• Marie Bonnafé : fille de Lucien Bonnafé, psychiatre, présidente d'ACCES (Actions Culturelles contre les Exclusions et les Ségrégations), psychanalyste

• Jean-Pierre Bouleau : psychiatre, Corbeil-Essonnes, psychanalyste

• Paul Bretécher : psychiatre, Corbeil-Essonnes, président d'Agapes et ancien directeur de publication de Chimères, psychanalyste

• Bernard Campens : directeur du Centre hospitalier Gilles de Corbeil-Essonnes de 1974 à 1998

• Jean Carpentier : médecin généraliste de quartier à Paris 12e après l'avoir été dans le quartier Saint-Léonard à Corbeil-Essonnes, de 1968 à 1980

• Hélène Chaigneau : psychiatre honoraire, ancien chef de service chargé de secteur

• Franck Chaumon : psychiatre, Evry, président d'ARECS (Association de Recherche et d'Enseignement sur la Clinique dans son rapport au lien Social), secrétaire de « Pratiques de la Folie », psychanalyste

• Bernadette Chevillion : psychologue clinicienne, Corbeil-Essonnes, présidente d'arimage et coordinatrice du Centre de Recherche et de Documentation Lucien-Bonnafé, annexe corbeilloise de la SERHEP

• Roger Combrisson : maire honoraire de la ville de Corbeil-Essonnes et membre honoraire de l'Assemblée nationale

• Cortège : nom du collectif constitué à l'occasion de cette publication en référence au poème de Guillaume Apollinaire qu'aimait à citer Lucien Bonnafé

• Alain Deniau : psychiatre, chef de service Corbeil-Essonnes, psychanalyste

• Roger Ferreri : psychiatre, chef de service Evry, psychanalyste.

• Jean-Michel Fritz : premier adjoint au Maire, délégué à la Culture et au Patrimoine de la ville de Corbeil-Essonnes

• Yves Gigou : infirmier de secteur psychiatrique, cadre supérieur de santé, Villejuif, rédacteur en chef de *VST* de 1984 à 1991

• Michaël Guyader : psychiatre de service public

• Philippe Koechlin : psychiatre honoraire, ancien médecin directeur, ancien professeur de clinique invité à l'Université de Montréal

• Jean Marquebielle : ancien administrateur de la Caisse primaire de Sécurité sociale de l'Essonne et de l'Hôpital Gilles de Corbeil

• Jean Oury : psychiatre, médecin directeur de la clinique de La Borde, Cour-Cheverny, psychanalyste

• Jean-François Reverzy : psychiatre, chef de service La Réunion, psychanalyste, écrivain

• André Roumieux : ancien infirmier psychiatrique, Ville-Evrard, fondateur et président d'honneur de la SERHEP (Société d'Etudes et de Recherches Historiques en Psychiatrie

• Pierre Sadoul : psychiatre, Evry

• Jacqueline Schwarz-Guyader : psychologue, Corbeil-Essonnes, psychanalyste

Annexes

Annexes

Biographie

15 octobre 1912 : Naissance de Lucien Bonnafé à Figeac dans le Lot, il est fils de médecin et petit-fils de médecin aliéniste.

En 1933 : Alors étudiant en médecine à Toulouse, il tisse ses premiers liens avec le mouvement surréaliste et avec Jean Marcenac, et fonde avec Jacques Matarasso le ciné-club.

Octobre 1934 : Condamné à deux de prison avec sursis pour avoir participé à une manifestation antifasciste. Il adhère au Parti communiste dont il restera membre jusqu'à la fin de sa vie.

1938 : Interne dans les hôpitaux psychiatriques de la Seine.

1942 : Concours de Médicat des Hôpitaux psychiatriques. Travaux théoriques auprès de Julian de Ajuriaguerra.

Fin 1942 : Recherché par la police pour ses activités de résistant, il se fait nommer en zone sud à l'hôpital de Saint-Alban. Il y occupe la fonction de médecin-directeur là où, durant l'autre guerre (celle de 1914-18), son grand-père l'aliéniste Maxime Dubuisson, retraité, avait été *rappelé au service*.

Hiver 1943 : Lucien Bonnafé héberge Paul Eluard et d'autres membres de la Résistance. Saint-Alban devient la plate-forme d'éditions clandestines. Création avec Tosquelles et Chaurand de la Société du Gévaudan.

Juin 1944 : Lucien Bonnafé quitte Saint-Alban, il devient « zonard » à Lyon, il est officier FFI.

Après la guerre Lucien Bonnafé ne cessera de militer et de dénoncer la mort des 40.000 malades mentaux, victimes de « l'extermination douce » sous l'Occupation (parmi lesquels les artistes Séraphine de Senlis et Sylvain Fusco).

En 1945 : Il devient conseiller technique au ministère de la Santé dirigé par François Billoux et parcourt la France. Il travaille sur les problèmes de planification, d'architecture des dispensaires et des services d'hospitalisations, prémices de la psychiatrie de secteur.

En mars 1946 : Il signe avec Robert Doisneau son premier papier de presse sur « art et folie » à l'occasion de la grande « Exposition d'œuvres exécutées par des malades mentaux » présentée à l'hôpital Sainte-Anne à Paris.

En 1947 : Pour travailler à nouveau sur le terrain, il choisit un établissement en ruines, rasé par les bombardements, à Sotteville-lès-Rouen en Seine-Maritine, dans la perspective de « faire le contraire des modèles asilaires ».

1950 : Lors du Congrès Mondial de Psychiatrie, il énonce les « bienfaits de la leçon freudienne » ; cette intervention fait scandale au sein du PCF.

Fin 1957 : Il quitte Sotteville-lès-Rouen pour la région parisienne, à l'hôpital de Perray-Vaucluse, avec un centre de consultations, Le Figuier, basé dans le 4e arrondissement de Paris.

En 1971 : Il fonde à Corbeil-Essonnes avec le soutien du maire communiste, Roger Combrisson, le secteur de psychiatrie Les Mozards. Comme il en a l'habitude, il s'inscrit dans la vie politique et culturelle locale.

Fin 1977 : Il prend sa retraite poursuivant inlassablement interventions, publications, écrits et publications… Son dernier livre, *Psychanalyse de la connaissance*, paraîtra en 2002.

Mai 1997 : Inauguration de l'exposition « art brut, collection du Docteur Lucien Bonnafé » au Musée d'art moderne Lille Métropole en parallèle à l'exposition « art brut, collection de l'Aracine ».

Octobre 2000 : Inauguration à Corbeil-Essonnes du Centre de recherche et de documentation Lucien-Bonnafé, annexe corbeilloise de la SERHEP (Société d'Etudes et de Recherches Historiques en Psychiatrie).

16 mars 2003 : Décès de Lucien Bonnafé à son domicile de La Ville du Bois.

Bibliographie

Dans cette nuit peuplée…, Editions Sociales, 1977.

Psychiatrie populaire, Par qui ? Pour quoi ?, Edition Scarabée – CEMÉA, 1981.

Désaliéner ? Folie(s) et société(s), Presses Universitaires du Mirail, 1992.

Le miroir ensorcelé, Editions Syllepse, 2002.

La psychanalyse de la connaissance, Edition Erès, 2002.

- Ouvrages collectifs :

Le problème de la psychogenèse des névroses et des psychoses (avec H. Ey, S. Follin, J. Lacan, J. Rouart), Desclée de Brouwer, 1950.

Vingt-sept opinions sur la psychothérapie, l'art de la sympathie, sous la direction de Lucien Bonnafé - avec 26 autres, Editions Sociales, 1961.

Problèmes posés par la chronicité, avec L. Le Guillant et H. Mignot, Congrès de Marseille, Masson édition, 1964.

L'alphabet d'Esté, Renato Curcio, commentaire de Lucien Bonnafé, Editions Syllepse et Edition PériScopE, Rome, Italie, 1990.

Du contrat de citoyenneté, avec H. Lefebvre et le groupe de Navarrenx, Editions Syllepse et Edition PériScopE, 1991, *Enfant citoyen ? Lucien Bonnafé*, p. 55.

L'homme, cet inconnu ? Alexis Carrel, Jean-Marie Le Pen et les chambres à gaz, avec Patrick Tort, Editions Syllepse, 1992.

Stériliser le handicap mental, sous la direction de Nicole Diederich, Edition Erès, 1998.

- Préfaces de Lucien Bonnafé :

Le train des fous, Pierre Durand, 1992.

La conscience mystifiée, N. Guterman et H. Lefevbre, Editions Syllepse, 1999.

L'extermination douce, Max Lafont, Editions Le Bord de l'Eau, 2000.

Fol'Art, Editions Syllepse, 2003.

- Editions rares :

Soulève la baïonnette la fenêtre reste ouverte, Dominique Le Tricoteur, dialogues de Lucien Bonnafé et de Serge Chollet, Edition Centre Vendôme pour les arts plastiques, 2003.

Le machinuscrit, Dominique Le Tricoteur, texte de Lucien Bonnafé, Association Bourdon, Centre Vendôme pour les arts plastiques, 100 exemplaires.

L'alphabet de Sylvain Forestier, Lucien Bonnafé, tirage 30 exemplaires numérotés réalisé par l'atelier d'Art Couleur dite / Parole Peinte Nantes.

Pavillon Dumesnil, pages extraites du journal mural, Atelier du Coin, 1998.

Lettres adressées par Lucien Bonnafé à Paul Bernard [*]

Dr. Lucien Bonnafé
Ex-interne des Hôpitaux psychiatriques de la Seine
Médecin-directeur
Hôpital psychiatrique
de Saint-Alban (Lozère)
Tél. : 1

18 mars 1943

Mon cher vieux

J'entreprends de te parler de mon activité ici, de mes projets et de nos projets.

La clef du problème, ou mieux des multiples problèmes, c'est la question de la direction, tout d'abord pour le temps que me prend cette activité, c'est vraiment très absorbant, il m'est impossible de dire combien de temps je consacre à mon activité directoriale ; en fait je travaille toute la journée, mais la partie bureaucratique de ce travail n'est pas aussi fastidieuse que je le craignais, ce côté du travail me prend un temps assez bref et que je peux certainement réduire encore.

En fait, il faut voir la Direction comme une unité de vie très remarquable et surtout la réalisation de conditions exceptionnelles (je dirais presque indispensables) pour une saine compréhension de la psychiatrie. Je ne peux te décrire cette existence, il faut la vivre pour la comprendre.

Je dois te décrire Saint-Alban pour arriver à me faire comprendre.

L'hôpital surplombe le village, crasseux, prodigieusement arriéré, je connaissais des campagnes déjà bien sordides mais rien qui approche de cela ; les "naturels" du pays épais, serviles, souvent brutaux. Ainsi, mon premier acte directorial a été de renvoyer une veilleuse qui volait quotidiennement du pain aux enfants de l'institut médico-pédagogique, et, entre autres larcins, une paire de draps pour ne s'en tenir qu'au flagrant délit – cette personne s'étonnait que je ne la tienne pas pour excusée du fait qu'elle avait conçu le projet de se mettre en règle avec sa conscience en faisant dire 40 messes pour les malades de l'hôpital ! ! !, pays de lettres anonymes (30 à 40 par jour en moyenne

[*] Publiées dans la revue *L'Information Psychiatrique*, vol. 79, n° 7, septembre 2003.

à la gendarmerie pour 2000 habitants)... Vu de loin, cela peut paraître assez pittoresque, mais quand on est dans le coup c'est parfois un peu dur ! Malgré tout cela, on ne manque pas de satisfactions, d'autant plus appréciables dans cette ambiance. D'ailleurs une fraction du personnel tout à fait excellente est entre les mains du directeur une arme d'une prodigieuse efficacité.

Autour du château et dans son sein même le service des femmes, le mien, bâtiments sordides entassés dans un espace restreint, le plus absurde que tu puisses imaginer comme constructions asilaires est dépassé. Certains coins menacent littéralement ruine, chose au fond excellente quand on rêve de destructions massives et de reconstructions. Le quartier affecté aux agitées compte actuellement dans les 90 malades (?) – Une infirmerie de paralytiques, grabataires, belles malades neurologiques entre autres, est extrêmement sympathique et bien tenue. La véritable infirmerie, quartier d'admission et de traitements, est remarquablement organisée.

Sur le plateau (à 1012 m.) le service des hommes, trois grands quartiers style caserne (construction asilaire 1900) assez bien extérieurement malgré le style, avec cours très vastes mais aménagements intérieurs sordides, d'un entretien abominablement difficile, car les hommes, partout plus sales que les femmes, sont ici plus particulièrement éteints (incomparablement plus que les femmes). C'est le domaine de Chaurand, garçon extrêmement sympathique, pas très excité (pas assez et la preuve en est qu'il a reculé devant la direction) mais avec d'excellentes idées. Collaborateur tout à fait bien.

A 800 mètres de là, la ferme et l'institut médico-pédagogique, assez grossier comme contenant, d'un aspect un peu trop lozérien, mais bien, et même très bien, comme organisation et recrutement (40 garçons. Il n'y a plus d'« inéducables »).

A part Chaurand et moi, le service médical comprend deux internes (un poste actuellement vacant pour peu de temps) et un trésor inestimable, Tosquelles, Catalan réfugié ici – *Balvet regnante* – un type d'une valeur tout à fait exceptionnelle, avec des idées plus qu'excellentes, travailleur comme pas un et qui a participé avec acharnement à la réorganisation de l'hôpital sous Balvet, on ne sait ce qui est le plus remarquable chez lui, de la valeur spéculative ou de la valeur pragmatique. Inutile de te dire que c'est un trésor pour moi de le voir dépenser sans compter son activité insatiable dans le service.

J'ai une bonne secrétaire médicale, ultra dévouée, fanatique de la bonté, du dévouement, du sens social... méticuleuse comme il n'est pas permis de l'être ; ses énormes défauts, à son poste, sont des qualités très précieuses pour moi, mon ataxie se trouve canalisée sans effort par sa persévération méthodique.

Les observations, l'ensemble des dossiers, ont une tenue très supérieure à ce que j'ai vu partout ailleurs ; les rapports des quartiers sont très complets et relevés avec soin au dossier, au moins une note mensuelle par malade.

Balvet a réalisé un fichier alphabétique des malades très précieux, il était encore jeune et à peu près exclusivement nosographique. Dans la révision systématique des malades que je poursuis (trois matinées par semaine, deux à six malades par jour – j'en suis à BO) je perfectionne ce fichier suivant un mode inspiré de l'esprit du Gévaudan (miraculeusement correspondant à mes préoccupations et à mes tendances) soit :

Au recto :

Mme X...	entrée le : Registre folio du livre de la loi Age en 1940 (calcul de l'âge actuel immédiat
Date : notes de Balvet	
Date : révision actuelle : éléments nouveaux, particularités diverses et systématiquement : mode de début et notes sur l'évolution	

Au verso :

Mars 1943 :	activité, comportement capacités ergothérapiques diverses (au sens le plus large)
Mars 1943 :	fiche sociale : profession, domicile, situation sociale Situation de famille, intérêt manifesté par celle-ci

L'instrument de travail essentiel qui sera réalisé dès achèvement de ma révision et couplé avec ce fichier-ci sera un fichier purement alphabétique nosographique, symptomatique, etc. qui sera la base de tout travail, on s'y reportera pour n'importe quoi : négation (idées de), paranoïaques (psychoses), pianistes... ce sera le dictionnaire du service.

Si tu veux, je t'enverrai une copie exacte d'une des fiches de même que je compte sur toi pour me faire parvenir tout document susceptible de m'intéresser dans l'organisation de ton service.

Lundi, mercredi, vendredi, je fais la révision. Mardi, jeudi, samedi, je fais le service courant. Ce matin, service exclusivement médical sauf courrier et extrêmes urgences.

L'après-midi, travaux ultra polymorphes de direction et travail médical sur pièces, rédaction définitive des observations et fiches sur les notes prises le matin.

Le soir, travail personnel, correspondance personnelle, réunions de la Société du Gévaudan (personnel médical complet) je t'enverrai des comptes rendus. Ce travail d'équipe marche admirablement, Tosquelles est en fait secrétaire de la Société et ma secrétaire tape les comptes rendus.

Le Gévaudan siège tous les mercredis, parfois paragévaudan, littéraire, etc.

En outre, une fois par mois, réunion du Gévaudan au Villaret (institut médico-pédag.) en session infantile.

Une chose capitale est l'institution des « conseils » amorcés par Balvet et que je fais marcher régulièrement : réunion de tout le personnel, subalterne et supérieur, du quartier, discussion d'organisation générale, de détails ménagers, de l'état de telle ou telle malade, etc. Ceci donne une vitalité extraordinaire au quartier et à des effets thérapeutiques inespérés.

Marchent : le conseil de l'infirmerie (bimensuel), le conseil du Villaret (mensuel) ; en train de démarrer le conseil d'ergothérapie, étendu à la quasi-totalité du personnel du service.

L'ergothérapie est la préoccupation axiale du service. La thérapeutique par le travail n'en est que le noyau, l'essence en est l'exploitation profonde chez tout malade des capacités non aliénées : rendement social, responsabilité, dignité ; cela va du cardage de la laine ou du tri de perles de couleurs à la représentation théâtrale en passant par l'horticulture, la gymnastique, le chant, etc. Les réalisations dans ce domaine ne sont possibles que dans la conception exploitée à fond de l'asile village. Je n'ai pas ici le cadre matériel mais l'esprit y est. Le centre vital de cette activité d'humanisation est la salle commune, bibliothèque, salle de jeux, de spectacle, permanence, etc.

Je voudrais que tu voies mes catatoniques planter des fleurs ou faire de la gymnastique, les résultats dépassent les prévisions les plus optimistes.

La « thérapeutique active » (c'est le titre du bouquin de Hermann Simon qui n'est pas publié en français, je te communiquerai dès que possible la traduction que Balvet en a fait faire) est la base de l'activité du service hors l'infirmerie. Elle donne des résultats excellents contre l'agitation, le gâtisme, les multiples faces de l'encroûtement asilaire ; à l'infirmerie, elle est au deuxième plan, les thérapeutiques biologiques ont là leur domaine, électrochoc en tête. Statistiques du 1er trimestre 1942 au 1er trimestre 1943 : 73 % des malades entrées dans cette période sont sorties pratiquement guéries, la plupart n'ont pas quitté l'infirmerie (pendant leur séjour).

J'ai dans les 300 malades, un mouvement très faible. Conditions numériques excellentes.

Un détail dans l'esprit du Gévaudan : les quartiers n'ont plus de numéros, plus de qualifications barbares. Ici on n'envoie pas les malades aux « agitées », ce qui est plus qu'une autorisation de s'agiter, une prime à l'agitation. Autre détail : il est interdit d'appeler les malades par un nom qui n'est pas le leur, barbare coutume asilaire de désigner les femmes par leur nom de jeune fille ; ici on parle à Mlle X ou à Mme Y. On considère les malades aussi exactement que possible comme des êtres humains.

Nous avons assez parlé de tout cela pour que tu comprennes ma satisfaction de tresser ici des réalisations correspondant à ce que j'ai toujours pensé mais que la pratique de la Seine ne porte pas à voir concrètement.

Ma conviction que les pseudo-hôpitaux psychiatriques français sont des usines à fabriquer et à entretenir la folie s'est fortement consolidée ici. Mais l'expérience de Saint-Alban prouve surabondamment qu'il est plus facile de remédier à ce vice qu'on ne peut le croire avant toute expérience.

Le terrain d'expérience est ici particulièrement favorable du fait des conditions dont je t'ai donné au début une vue si pessimiste. Etant donné ce que l'on peut réaliser dans ces conditions, que serait-ce dans un hôpital-asile-village correct !

Un détail important que j'ai oublié : dans la salle commune figure le journal mural mensuel issu de la collaboration de tous, du directeur aux malades.

Je n'ai pas non plus souligné les réalisations théâtrales qui donnent toute satisfaction.

J'espère que tout ce que je te raconte t'aidera à te faire une idée de ce que représente le métier de directeur dans une telle ambiance. Tu comprendras mieux ainsi que ce métier (loin d'être bureaucratique) est plus intensément psychiatrique que celui de médecin chef.

La conclusion pratique pour nos travaux : je n'aurai certes pas autant de temps à leur consacrer que si j'avais eu un service ordinaire. La quantité d'heures de travail à y consacrer nous oblige, si nous persévérons, ce que je crois possible, à prévoir des délais plus longs.

Mais je crois que mon expérience actuelle nous sera d'un très grand profit à tous deux, qu'à sa lumière nous pouvons voir les problèmes sous un jour moins desséchant, peut-être même *l'ouvrage de clinique* inspiré par ces considérations sera-t-il « cliniquement » incomparablement plus vrai et plus utile que tout autre.

Je dis peut-être, j'en suis profondément convaincu en réalité.

Je te donnerai comme preuve des indications sur l'activité de la Société du Gévaudan : en dehors de questions particulières : présentations de malades, étude du mode de recrutement du personnel, étude du Rorschach, etc. la Société a à son programme permanent une discussion complexe et presque sans fin, le thème en est celui-ci : est-il possible de formuler des problèmes fondamentaux de la psychiatrie ?

La méthode de travail est la suivante : la discussion roule sur un plan préétabli : problèmes se rapportant à la conception du psychiatre, aux rapports du malade et du médecin, problèmes d'assistance, problèmes cliniques, étiologiques, thérapeutiques, etc.

La discussion lancée dans un certain cadre, les questions posées ne font pas matière à discussion d'un problème quelconque, si important paraisse-t-il, mais à considérer chaque problème dans sa formulation possible selon ce but poursuivi, c'est-à-dire dans une formule soulignant sa place dans ce bloc de préoccupations difficiles à exprimer que nous travaillons à mettre à jour. Discutant ainsi ce qui pourrait être le sommaire d'un traité complet de psychiatrie, nous comptons arriver à une liste de « questions orientées » que nous reconsidérerons alors dans leur ensemble.

Il paraît d'ores et déjà acquis que ces prospections légitiment le postulat que j'ai posé en ouverture aux débats : « La spéculation psychologique et psychopathologique doit avoir pour but la vérité pratique. »[1] C'est à la poursuite de cette vérité pratique que nous travaillons et nous savons déjà que nos conclusions se situeront dans un certain esprit : à savoir le primat des conditions d'assistance sur tout le reste, la nécessité d'une vision de la maladie orientée non sur les structures intra-psychiques mais sur des structures en quelque sorte « historiques », psychosociales, où une vue unitaire du prépsychotique et du psychotique, du somatique et du psychique, du terrain et de la réaction, du sujet et de la maladie, etc. devient une nécessité, une discipline écartant toute conception fragmentaire.

La tendance générale, la limite au sens algébrique de cet effort étant l'obtention d'un langage (irréalisable dans l'état actuel de nos connaissances) où la formulation de toute pure psychogenèse, de toute pure somatogenèse[2]... devient absurde et même impossible.

Nous avons ainsi l'ambition de réaliser une spéculation (antispéculative au sens commun) ultra concrète : ainsi nous savons qu'il n'est de spéculation aussi détachée du réel qu'elle soit qui ne prenne profondément racine dans la situation sociale (dans un sens très large) du spéculateur, plus précisément dans les conditions d'assistance psychiatrique qui sont ses conditions de travail.

Plus loin : la spéculation psychiatrique la plus détachée du réel, la plus inhumaine, est fatalement issue d'une expérience « inconcrète » de la folie, du contact le plus médiocre avec les malades (voyez doctrine de l'Infirmerie Spéciale).

Exemple : l'état actuel de l'assistance psychiatrique en France ne nous permet radicalement pas la connaissance du symptôme agitation, du symptôme gâtisme, car nous travaillons sur une agitation ou un gâtisme artificiels, dans des fabriques d'agités et de gâteux.

Tout cela est encore très confus mais on peut beaucoup l'éclaircir en travaillant. Je suis nécessairement lancé dans ce travail. Et ce que

---

[1] Lucien Bonnafé reprend là l'adage surréaliste de Lautréamont : « La folie doit avoir pour but la vérité pratique. »

[2] Cette ébauche de réflexion trouvera son prolongement dans les 3 e Journées de Bonneval (28-30 septembre 1946). Cf. *Le problème de la psychogenèse des névroses et des psychoses*, L. Bonnafé, H. Ey, S. Follin, J. Lacan, J. Rouart, Paris, Desclée de Brouwer, 1950.

j'essayais de te dire tout à l'heure, c'est que, si nous devons envisager un travail plus long, sa qualité et son originalité doivent y gagner.

Ne crois-tu pas que ce travail qui centre mon activité et qui est la superstructure obligatoire de la direction s'intègre parfaitement dans nos projets ?

Peut-être devons-nous envisager, puisque tu as plus de temps que moi, que tu prennes la responsabilité d'une partie plus importante que la mienne dans la rédaction des articles cliniques. La division du travail pourrait se distribuer d'une façon assez automatique, la répartition des tâches semble faite d'avance.

Je verrais volontiers cette méthode : distribution de quelques rôles : tant de chapitres cliniques pour toi, un peu moins pour moi, échange de documents, suggestions et corrections mutuelles jusqu'à accord, ne pas craindre l'excès de circulation de papiers. Parallèlement, échange de notes d'intérêt plus large, celles-ci non dans le but de rédaction définitive mais d'éclaircir notre lanterne mutuellement.

Pour commencer, tu pourrais répondre longuement à mes interminables considérations d'aujourd'hui, poser des questions, émettre des critiques, apporter des compléments d'information.

J'attends ta réponse avec impatience.

Tant que je suis dans le primat des conditions d'assistance, je veux t'entretenir aussi de nos possibilités en vue de modifier ces conditions. Je ne m'étendrai pas longuement, nous en avons assez parlé déjà. Nous sommes d'accord sur l'essentiel. Voici pour cet essentiel :

- Delenda est Carthago, c'est-à-dire non seulement il faut renverser la situation actuelle de l'assistance psychiatrique en France, mais encore et surtout il faut le dire en toute occasion.
- La masse de nos collègues est d'accord avec nous pour constater la carence susvisée mais elle est en désaccord actif ou passif sur l'opportunité d'une lutte ouverte contre cette carence.
- Nous reconnaissons la nécessité de cette lutte ouverte, nous considérons ce problème à froid, préoccupés seulement de l'efficacité de notre action.

Ceci admis, il faut étudier le moyens d'agir. A mon avis, l'analyse des conditions révèle plusieurs plans d'action :

1) Il faut travailler à changer l'atmosphère dans la corporation, c'est-à-dire :

- à miner l'aspect négatif de cette « opinion publique » interne : constatation mélancolique et pessimiste que rien ne va, mais découragement, sentiment d'incapacité, manque de confiance dans l'efficacité des protestations, etc.

- à développer un aspect positif : opinion publique non plus seulement défavorable à ce qui est mais surtout favorable à ce qui pourrait être, à une activité protestataire permanente. (J'entends bien que peu participeraient personnellement à cette activité, il faut seulement que le plus grand nombre possible prenne vis-à-vis d'elle une position de neutralité bienveillante. Cela est loin d'être impossible et reste une des conditions primordiales du succès. Des mesures radicales ne sont possibles qu'à la faveur d'une opinion publique favorable à ces mesures radicales.)

2) Certaines personnalités, autorités reconnues, peuvent, se sentant épaulées, manifester un désir de changement resté latent jusqu'à maintenant pour cause d'« atmosphère ». Les types le plus divers, les plus inattendus, peuvent, dans une ambiance différente, prendre une position plus combative.

3) Activité de base + + + des éléments tels que nous, absolument dénués d'autorité mais qui peuvent faire nombre et, plus que cela, être le véritable ressort du mouvement.

Les occasions de poser le problème ne manquent pas, correspondance, conversations, publications à la Médico… etc. Une occasion en or sera le prochain congrès. Que dirais-tu si, à la surprise des vieilles croûtes, on y assistait à une série d'interventions unanimement dirigées dans le même sens, plaidant la même cause sur des plans et en des termes du polymorphisme le plus étonnant. Je me réjouis d'y penser. Je suis décidé à intervenir moi-même et je ne suis pas le seul. Le phénomène protestation massive, « levée de boucliers », etc. doit se justifier comme une nécessité « historique » et je m'en fais fort.

Tu liras dans le compte rendu du congrès de Montpellier la remarquable intervention de Balvet, elle donne un exemple d'une façon de voir le problème. Il prépare une intervention analogue pour le prochain congrès. Il y en aura d'autres.

Je souligne tout de suite les critiques immédiatement possibles à un tel plan :

- Les effets immédiats seront dérisoires, on sait la valeur d'une communication de congrès, la mare aux grenouilles n'en sera agitée qu'un instant. Tout d'abord, ce n'est pas une objection suffisante en soi et surtout c'est une erreur de s'attacher uniquement aux conséquences immédiates. En fait, le nombre des interventions est l'élément capital, il a une importance pratique énorme.

- Nous sommes un peu jeunes dans la carrière pour des manifestations aussi tapageuses et nous risquons d'être vus sous l'angle « jeunes Turcs » excités cherchant à se mettre en valeur. Comme ci-dessus, objection pauvre en soi et d'ailleurs le nombre de participants annule cet effet, nous n'avons pas besoin d'être si « tapageurs », nous sommes couverts par nos aînés, enfin le but essentiel est de présenter ces protestations comme inéluctables et unanimes, alors pourquoi se taire si nous sommes d'accord avec ceux qui disent qu'il serait indécent de se taire ?

Réponds-moi avec soin sur tout cela, questions, objections, suggestions, etc.

Parle-moi abondamment de nos projets de travail.

Bien à toi

*

21 avril 1943

Je m'étonnais de ne pas avoir de réponse de toi et je m'aperçois que je n'avais pas envoyé ma lettre. Je le fais d'urgence mais je veux dès maintenant te livrer la matière de mes réflexions depuis ces quelques semaines sur le bouquin (ceci rapidement, j'en reparlerai plus longuement).

Il me semble que nous devons envisager tout d'abord d'énormes généralités vues comme études sur le problème de la folie posé sous différents plans.

Ce principe directeur est que nous ne connaissons pas de maladies mentales, que la notion même de maladie mentale nous paraît suspecte, que la description de la psychiatrie en maladies est forcément une erreur.

Nous devons anéantir la notion de dualité (certains disaient même d'incompatibilité) entre la valeur doctrinale et la valeur clinique. C'est le sens des efforts de la Société du Gévaudan dont je te parlais plus haut. Je rabâche un peu sur ces considérations mais cela me paraît indispensable. « Quand on ne sait pas ce qu'on cherche, on ne sait pas ce qu'on trouve », disait Claude Bernard. Sachons d'abord ce que nous voulons : il me semble que nous voulons un travail avant tout pratique, répondant aux préoccupations réelles que posent les problèmes de la folie :

1. Qu'est-ce que la folie ?

2. Qu'est-ce que tel syndrome, tel symptôme, etc. ?

Apparemment, la 1re partie est doctrinale, le 2e est clinique mais cette opposition provient de vues sommaires, d'une connaissance pervertie des problèmes et notre ambition doit être de donner à la 1re partie une valeur pratique égale à celle de la 2e. Ce n'est peut-être pas facile mais c'est la seule voie de progrès.

Je verrais donc en gros :

Une première partie qui, étant donné notre incapacité, dans l'état actuel de nos connaissances, de comprendre et d'expliquer la folie dans un système se proposerait le même but avec la seule méthode utilisable actuellement : examen de la question selon des plans différents :

- Lésions organiques et troubles mentaux
- La notion de réaction psychogène
- Processus et développement de la personnalité
- Le terrain, l'hérédité, la constitution, le tempérament, les types morpho-psychiques
- La dégénérescence, le déséquilibre mental
- La construction délirante
- Psychoses aiguës et chroniques
- Trouble générateur, moments féconds, processus...
- L'aliénation mentale et la société
- Problèmes médico-légaux
- Quelques moyens d'accès à la connaissance de la folie. Analogies et différences : le rêve, la mentalité primitive, la vie esthétique...
- La folie sans délire, les troubles purs du comportement, la folie morale, la notion de perversion.

Naturellement je mets en vrac quelques-uns des plans d'étude qui me viennent à l'idée sans aucun ordre, la partie la plus difficile du travail serait la mise en ordre.

Si cette méthode donnait des résultats satisfaisants, il me semble qu'on obtiendrait un ouvrage utile en ajoutant simplement une sorte de dictionnaire où les symptômes, syndromes... seraient simplement donnés alphabétiquement.

Se basant toujours sur la valeur pratique, il me semble qu'on aurait fait œuvre utile.

La lecture suivie de la 1re partie devrait donner une idée saine sans œillères doctrinales de l'objet de la psychiatrie et en faire une documentation concrète déjà importante.

L'étude d'un problème particulier reposerait sur la lecture du chapitre correspondant dans la 2e partie, et, chose que je considère comme très importante, ces articles contiendraient de nombreux renvois à la 1re.

La structure d'un article « clinique » ne serait pas très différente de celle d'une bonne question de concours mais, en outre, les renvois nombreux éviteraient les digressions et les redites.

Dis-moi d'abord ce que tu penses du principe, on clarifiera les idées par la suite.

Bien à toi

Commentaires de Pierre Noël

Ces lettres manuscrites me furent « léguées » par Paul Bernard, quelques années avant sa mort, en même temps qu'il me faisait dépositaire de sa collection reliée des premières années de *L'Information Psychiatrique* (1945-1958). Ces lettres de Lucien Bonnafé, je les ai remises à Marie Bonnafé, sa fille, qui m'a donné son accord pour cette publication et qui a bien voulu en relire les épreuves avec moi en m'apportant quelques commentaires dont on trouvera trace ci-après.

Voici quelques précisions sur le contexte de ces lettres :

- Elles sont datées, on l'a vu, de mars et d'avril 1943, c'est-à-dire quelques mois après l'envahissement de la zone libre (où se trouvait Saint-Alban) et le débarquement des Alliés en Afrique du Nord.

- Lucien Bonnafé avait été reçu au médicat des HP en juillet 1942, en même temps qu'Hubert Mignot, Paul Bernard, Fouquet, Hécaen et quelques autres. Le directeur de Sainte-Anne l'informa qu'il était recherché par la police allemande ; il renonça alors à Sotteville et décida de se « mettre à l'ombre » en prenant le poste de médecin-directeur de l'hôpital psychiatrique de Saint-Alban que quittait Balvet pour Le Vinatier. A la même époque, Paul Bernard prenait la direction d'un service à l'hôpital psychiatrique de Lammelet-lès-Lille.

- L. Bonnafé, malgré les risques, vint néanmoins à Paris en août 1943 en route pour les deuxièmes Journées de Bonneval consacrées par Henri Ey aux rapports de la neurologie et de la psychiatrie.

- C'est pendant ce court séjour à Paris que se situe sa « visite » des catacombes avec Talairach en vue d'un repérage destiné aux FFI. On en trouve le récit dans son article « Après-coup » (*Info Psy*, mai 1999, p. 498).

- Dans ce même numéro de *L'Info Psy*, on trouve son étude critique de « l'histoire naturelle de la folie » dont H. Ey avait présenté le plan lors des premières Journées de Bonneval en août 1942. Il est intéressant de rapprocher le projet de Henri Ey et celui qu'ébauche L. Bonnafé dans ses lettres à P. Bernard

- Si le projet d'un ouvrage commun Bonnafé-Bernard ne s'est pas concrétisé, on sait que notamment la partie « assistance psychiatrique » du manuel H. Ey - P. Bernard - Ch. Brisset (1960) a été rédigé par P. Bernard, rédaction infiltrée d'échanges incessants avec L. Bonnafé, échanges dont j'ai été le témoin à Perray-Vaucluse (où leurs services étaient voisins).

- Si, à la fin de la première lettre, L. Bonnafé fait allusion au congrès de Montpellier en octobre 1942 et à l'intervention de Balvet, c'est que celle-ci constitua un véritable appel à une profonde réforme : « Nous n'avons en psychiatrie aucune doctrine générale d'assistance [...]. L'asile d'aliénés a changé de nom, la réalité est restée » et d'esquisser ce qui deviendra la psychothérapie institutionnelle.

- Après la Libération, Lucien Bonnafé quitta Saint-Alban pour devenir conseiller technique au Ministère de la santé pour la psychiatrie générale, Louis Le Guillant étant en charge de la psychiatrie infanto-juvénile. En 1947, après deux ans au Ministère, Bonnafé prit un poste à Sotteville qui se relevait difficilement de ses ruines et où il rejoignit Hubert Mignot. Ce choix n'est pas indifférent quand on relève, au début de sa lettre à Paul Bernard la phrase : « Certains coins menacent littéralement ruine, chose au fond excellente quand on rêve de destructions massives et de reconstructions. »

HABITANTS

de Montconseil, de la Dauphine, de l'Hermitage

ATTENTION

la municipalité de CORBEIL se prépare à ouvrir
dans la côte de l'Hôpital, Boulevard Henry Dunant

un CENTRE PSYCHIATRIQUE

dont les hôtes seront laissés en LIBERTE suivant

les méthodes actuelles

vous ne pourrez plus laisser sortir vos FILLES

aller à l'école vos ENFANTS

les FOUS seront là, s'introduiront dans vos MAISONS

et vous ne pourrez rien contre eux, car ils seront FOUS

JOIGNEZ votre PROTESTATION

aux nombreuses que nous recevons chaque jour
à l'Association de Défense de la Montagne de l'Hospice
Chemin des Mozards – Corbeil-Essonnes

BULLETIN de PROTESTATION

Je soussigné : NOM

Adresse

demande l'annulation de la décision municipale d'installer un centre psychiatrique de Fous en Liberté dans l'agglomération de Corbeil-Essonnes.

Corbeil-Essonnes le 1968*

---

* Pétition qui a circulé, à l'annonce de l'implantation d'un CMP, dans le quartier de Montconseil.

Table des matières

Faire avec les gens du cru…

A vous de jouer…

Annexes

642800 - Février 2016
Achevé d'imprimer par

1livre.com
du rêve à la réalité !

Made in the USA
Monee, IL
04 November 2026

67384621R00098